TRAVAIL DU LABORATOIRE DE M. LE Dr SEVESTRE
(HOPITAL DES ENFANTS-MALADES)

ACTION DES SÉRUMS
DE ROUX ET DE MARMOREK
SUR
LES GLOBULES SANGUINS

Par le Dr Maurice **BIZE**
ANCIEN INTERNE DES HOPITAUX DE PARIS
ANCIEN MONITEUR DE TUBAGE ET DE TRACHÉOTOMIE

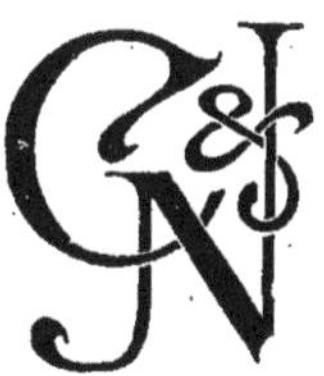

PARIS
GEORGES CARRÉ ET C. NAUD, ÉDITEURS
3, RUE RACINE, 3

1899

INTRODUCTION

Si la doctrine de la phagocytose est vraie (et rien jusqu'ici ne nous autorise à penser autrement), il est à présumer que les agents thérapeutiques énergiques, agissant directement sur les microbes et leurs toxines, doivent profondément modifier les réactions phagocytaires. Ces modifications doivent se traduire par des variations de la leucocytose qui est l'expression clinique de la phagocytose la plus accessible à nos moyens d'investigation. Telle est l'idée première qui nous a conduit à rechercher l'action des sérums thérapeutiques sur les globules sanguins. Notre travail, pour être complet, devrait embrasser l'étude de tous les sérums antitoxiques et antimicrobiens actuellement connus, mais ces recherches sont fort longues et nous avons dû, pour le moment, nous borner aux deux seuls sérums que nous ayons employés en clinique, le sérum de Roux et celui de Marmorek.

Avant d'entreprendre l'exposé, souvent aride, des résultats obtenus, nous saisissons l'occasion, trop rarement rencontrée, de présenter à nos maîtres le témoignage de notre profonde reconnaissance et de notre respectueuse affection.

C'est dans le service et le laboratoire de M. le Dr Sevestre que, guidé par ses conseils, nous avons puisé les documents de cette thèse. C'est ce maître si affectueux et si bienveillant qui nous a appris à connaître et à aimer la clinique infantile.

Pendant les deux années que nous avons passées auprès de M. le Dr Fernet, nous nous sommes efforcé de nous assimiler ses solides principes de clinique consciencieuse et précise. Nous ne saurions trop louer son savoir et sa bonté.

Grâce à la lucidité de son enseignement, grâce à son bon sens chirurgical merveilleux, M. le Pr DUPLAY a largement accru nos connaissances chirurgicales, dont nous devions les premières notions à M. le Dr LABBÉ.

Notre première année d'internat a été consacrée à la dermatologie, nous avons eu la bonne fortune d'être un des derniers élèves de M. le Dr BESNIER. Nous n'oublierons jamais les excellentes leçons de ce maître expérimenté.

A titre d'interne provisoire, nous avons vécu pendant un an auprès de M. le Dr GOMBAULT qui nous a initié par la suite à l'anatomie pathologique. Nous lui adressons nos remerciements de l'intérêt qu'il nous a toujours témoigné.

Nous avons acquis nos connaissances obstétricales dans les services de MM. les Drs LEPAGE et DEMELIN. Nous sommes profondément reconnaissant à M. LEPAGE d'avoir bien voulu nous confier son laboratoire.

MM. les Drs MÉRY, MERKLEN, THOINOT, GUINON, DELBET, ROUTIER, COMBY, HALLOPEAU, DE BEURMAN, DUFLOCQ, DARIER, nous ont fait à maintes reprises profiter de leurs conseils expérimentés.

A tous ces maîtres qui nous ont si largement prodigué leur savoir et leur expérience, qui nous ont si souvent accordé des marques d'intérêt ; nous adressons l'expression de notre sincère gratitude et de notre inaltérable attachement.

Nous tenons encore à remercier tout particulièrement M. le Pr PROUST des sentiments bienveillants dont il a toujours fait preuve à notre égard.

Enfin nous avons conscience du grand honneur que nous fait M. le Pr HUTINEL, en acceptant la présidence de notre thèse.

Nous n'avons garde d'oublier qu'au cours de nos études nous avons eu non seulement des maîtres, mais encore des condisciples. Parmi eux, combien de sympathiques camarades, combien de solides amis ! Grâce à eux nos années d'internat ont coulé si agréablement qu'elles nous paraissent aujourd'hui bien courtes, et que ce n'est pas sans regrets que nous jetons un regard sur le passé.

CHAPITRE PREMIER

TECHNIQUE

Pour étudier avec compétence les variations des globules sanguins sous l'influence des sérums thérapeutiques, il nous faut préciser leur nombre normal et les variations que celui-ci peut subir dans les différents états physiologiques.

Cette étude comprendra deux chapitres concernant : l'un la numération totale des globules rouges et blancs, l'autre la numération spéciale des différentes variétés de globules blancs.

A. — *Numération totale.*

Hayem donne comme chiffres moyens : 5 millions d'hématies par millimètre cube, chez l'homme adulte bien portant ; le chiffre de 4,500,000 ou 4,600,000 qu'on rencontre assez souvent dans les grandes villes est encore compatible avec une bonne santé, mais il indique déjà une certaine faiblesse organique. Pour Billings le chiffre des globules rouges est normal lorsqu'il s'élève au-dessus de 5,000,000.

Chez le lapin, le chiffre normal serait de 6,410,000 ; chez le cochon d'Inde la moyenne est de 5,859,000. Pour les globules blancs, les chiffres moyens sont les suivants :

6,000 chez l'homme adulte d'après Hayem, au-dessous de 10,000 d'après Billings ;

6,200 chez le lapin d'après Hayem, 7,000 d'après Nicolas et Courmont ;

5,600 chez le cobaye (Hayem).

Ces chiffres varient selon les individus dans des limites assez étendues ; voici par exemple les chiffres de J. Nicolas et Courmont :

Chiffres de la leucocytose normale chez 13 lapins sains, à la première numération.

1er.	3,000	8e.	6,800
2e.	4,300	9e.	8,000
3e.	6,400	10e.	6,400
4e.	8,000	11e.	11,200
5e.	6,400	12e.	5,600
6e.	6,800	13e.	10,000
7e.	8,800		

Ce tableau montre que la leucocytose normale de l'oreille du lapin peut varier de 3,000 à 11,200, lors même qu'il s'agit d'une première prise de sang.

Dans les mêmes conditions nos lapins nous ont donné les chiffres suivants :

	GLOBULES ROUGES	GLOBULES BLANCS
	—	—
Lapin 1.	6,293,000	5,270
— 2.	7,827,500	16,120
— 4.	3,900,000	4,650
— 5.	5,586,000	4,960
— 6.	4,953,000	9,300
— 7.	5,623,400	6,200
— 8.	5,875,000	7,750
— 9.	6,286,000	8,680
— 10.	5,165,000	11,160
— 11.	5,059,000	6,200
— 13.	5,952,000	5,270
— 14.	5,500,000	8,000

Ce tableau nous donne, pour les globules rouges, un maximum de 6,293,000, un minimum de 3,900,000 ; pour les globules blancs, un maximum de 16,120 et un minimum de 4,650. Il nous montre en outre que les variations du chiffre des globules rouges et blancs ne sont nullement proportionnelles.

Chez le cobaye les variations ne sont pas moins étendues :

Chiffres des globules sanguins chez 5 cobayes sains, lors de la première numération :

	GLOBULES ROUGES	GLOBULES BLANCS
	—	—
Cobaye 1	7,919,000	7,440
— 2	6,541,000	7,130
— 3	9,000,000	12,710
— 5	5,728,000	7,440
— 7	6,603,000	11,160

La variabilité du chiffre de globules rouges et blancs selon les individus nous montre qu'il est indispensable de pratiquer la numération des éléments du sang de chaque individu avant toute expérience.

Malheureusement chez l'homme, nous devons nous contenter des chiffres moyens énoncés ci-dessus ; c'est pourquoi nous concluerons avec Cabot que le nombre normal des leucocytes variant de 6,000 à 7,500, toute variation de plus de 1,500 au-dessus ou au-dessous de ce chiffre doit être considérée comme anormale ; nous pouvons même être plus large et admettre avec Billings que la leucocyte ne devient anormale que lorsqu'elle dépasse 10,000.

Nombreuses sont les conditions physiologiques qui font varier ces chiffres.

Age. — Nous ne parlerons pas des variations si complexes du sang des nouveau-nés ; plus tard, d'après Hayem, il faudrait distinguer entre les nourrissons et les enfants sevrés.

Chez les enfants à l'allaitement, le sang est riche en globules blancs (environ 12,000) mais assez pauvre en globules rouges (environ 4,000,000). C'est pourquoi Cabot considère que le nombre de 12,000 globules blancs pendant la première année n'a rien d'anormal.

Chez les enfants plus âgés, Cabot est d'avis que le nombre des leucocytes n'atteint la normale que vers la sixième année ; Hayem pense que les jeunes enfants de deux à quatre ans ont notablement plus de globules blancs que les adultes. Au contraire Cadet sur onze enfants de la campagne a trouvé les moyennes suivantes : globules rouges 5,168,000, globules blancs 6,500.

Nous empruntons à Meunier les chiffres suivants qui sont le résultat de ses observations personnelles et qui concordent avec les chiffres obtenus par Gundolin :

Naissance.	Globules blancs	par millimètre cube. . .	18,000-14,000
6 mois. .	—	— . . .	13,000
1 an. . .	—	— . . .	12,000
2 ans . .	—	— . . .	11,000
3 ans . .	—	— . . .	10,000
4 à 8 ans.	—	— . . .	8,000

En résumé : » au moment de la naissance le nombre des glo-
« bules blancs est assez variable, mais toujours notablement
« élevé (de 14,000 à 18,000), il subit presque aussitôt une très
« rapide diminution et pendant la première année oscille autour
« de 13,000 chiffre moyen ; il continue ensuite à baisser pro-
« gressivement jusqu'à l'âge de 8 à 10 ans où il atteint la
« moyenne normale de l'adulte (de 6,000 à 8,000) » (H Meunier).

Digestion. — D'après Hayem, Duperié et Cadet, pendant la digestion on observe : 1° une diminution des globules rouges ; 2° une légère augmentation des globules blancs.

La diminution des globules rouges qui résulte probablement de la dilution du sang se chiffre par des différences de 2 à 300,000 globules rouges, soit de 4 à 6 pour 100.

C'est au moment de la digestion intestinale que le nombre des globules blancs s'élève de la manière la plus notable, parfois de 18 à 20 pour 100.

Un jeûne de 24 heures détermine chez l'homme une augmentation très sensible des globules rouges (de 4 à 500,000), une légère diminution des globules blancs.

Chez les cobayes soumis à l'abstinence complète des aliments et des boissons, Hayem et Cadet ont trouvé que le jeûne prolongé jusqu'à la mort amène une augmentation continue dans le nombre des globules rouges, une diminution progressive des globules blancs.

D'après Cabot : deux heures et demie après un repas, riche en albuminoïdes, le sang de sujets normaux montre une augmentation des globules blancs variant de 1,000 à 7,000.

Rieder pense que la leucocytose digestive dépasse rarement 13,000.

Von Jaksch prétend qu'elle peut atteindre la proportion de 1 globule blanc pour 100 rouges. Klein affirme qu'elle peut dépasser 20,000, mais ces deux derniers auteurs ne donnent aucune observation à l'appui de leurs affirmations.

Chez les enfants, l'hyperleucocytose digestive peut être plus prononcée mais jamais, d'après Cabot, elle ne peut atteindre les chiffres signalées par Von Jaksch.

Les recherches de Cabot confirment entièrement celles de Rieder. Dans 21 cas, il n'a jamais vu dépasser le chiffre de 13,000 et dans 13 de ces observations, l'hyperleucocytose digestive faisait totalement défaut.

D'après Ascoli, l'importance de la leucocytose digestive est de 33 pour 100 chez l'homme et de 75 pour 100 chez le chien. L'hyperleucocytose est en rapport avec l'abondance du repas et surtout de la digestion, spécialement des albuminoïdes. Elle débute dès la première heure après le repas, atteint son maximum vers la troisième ou quatrième heure, puis diminue lentement.

Signalons encore la *grossesse* qui s'accompagne d'hyperleucocytose dans les deux tiers des cas, mais celle-ci est généralement modérée, elle ne dépasse pas d'ordinaire 14,000 (Cabot). Le nombre des globules rouges serait au contraire diminué, surtout dans les derniers mois. L'aglolulie dépasse rarement la proportion d'un cinquième ou d'un quart (Hayem).

Enfin l'*état agonique* s'accompagne d'une leucocytose survenant immédiatement avant la mort (leucocytose agonique) (Cabot).

Certains auteurs (Schulz) attribuent la production de la leucocytose à des *troubles mécaniques de la circulation*. On est donc en droit de se demander si les phénomènes asphyxiques du croup ne peuvent pas modifier la leucocytose. Mais en se reportant à la thèse de Binault, on peut se convaincre que la trachéotomie ne modifie nullement le nombre des globules sanguins.

Quoi qu'il en soit, nous avons eu soin de nous mettre à l'abri de toutes les causes d'erreur qui précèdent ; c'est pourquoi nous n'avons tenu compte que des cas dans lesquels il nous avait été possible de pratiquer les numérations avant toute intervention thérapeutique autre que le tubage ; dans nos expériences, nous avons toujours compté les globules sanguins à l'état normal, avant toute inoculation.

Nous avons toujours pratiqué nos numérations en dehors des périodes de digestion. D'ailleurs la plupart de nos malades étaient au régime lacté et prenaient au minimum un verre de lait à la fois.

Mais ces causes d'erreur écartées, il ne faudrait pas s'attendre à trouver un chiffre constant de leucocytes, même chez l'animal sain. Les écarts peuvent être encore très sensibles et peuvent être dus soit à des variations normales physiologiques de cause encore inconnue, soit à l'insuffisance de nos procédés de numération.

J. Nicolas et P. Courmont incriminent surtout les variations physiologiques ou accidentelles indépendantes de leur procédé de numération. Ils ont employé le procédé Thomas-Zeiss, ils se servent du liquide de dilution suivant :

Eau.	100gr
Chlorure de sodium.	0,75
Acide acétique..	0,50

Les globules rouges une fois dissous dans ce liquide, Courmont et Nicolas dénombrent les leucocytes au moyen du compte-globules de Malassez. Leurs numérations ont porté sur des chevaux et des lapins.

Sur le même cheval sain, ils ont constaté d'un jour à l'autre des variations de 4,000 à 10,000.

Chez le lapin les variations, normales en apparence, paraissent encore plus considérables ; elles sont dues non seulement aux variations de la leucocytose générale, mais encore aux modifications de la circulation de l'oreille, aux traumatismes, aux petites thromboses, aux phénomènes inflammatoires provoqués par les piqûres.

Voici les variations de la leucocytose chez un même lapin pendant 5 jours :

19 mars, oreille droite.	6,800
21 — —	8,800
23 — —	10,800
24 — —	12,400
27 — —	8,800

Sur un autre lapin, les limites des variations ont été de 3.600 à 23,000. On observe quelquefois des différences du simple au double lorsqu'on passe d'une oreille déjà traumatisée à une oreille intacte.

Enfin lorsque Nicolas et Courmont obtenaient par la piqûre du bout de l'oreille des chiffres anormalement élevés (14,000, 23,000, 17,000), ils ont constaté que ce fait était bien dû à une variation locale et non générale de la leucocytose, en comparant le nombre des leucocytes à la base d'une oreille dans les veines efférentes et dans les veinules de la pointe. Cette double numération, faite à quelques instants d'intervalle, donnait régulièrement un chiffre très faible pour les veines de la base de l'oreille, lorsque celui des veinules de la pointe était très élevé. L'arrêt des leucocytes à la pointe, prouvé par l'hyperleucocytose locale en ce point se traduisait par une hypoleucocytose inverse des grosses veines efférentes. Cependant Hayem qui avait déjà pratiqué des expériences analogues sur l'oreille du lapin signale des différences beaucoup moins considérables :

Moyenne des globules blancs dans le sang veineux. .	8,250
— — artériel. .	5,100
— — capillaire .	7,100 (Hayem).

Nous avons eu l'occasion de constater comme les auteurs précédents des variations quelquefois notables dans le nombre des globules sanguins, sans cause explicable ; nous les avons attribuées en partie à des modifications normales dont la cause nous échappait, mais nous nous sommes demandé, en outre, si elles ne tenaient pas à l'insuffisance des procédés actuels de numération. Mais avant de répondre à cette question, nous allons exposer rapidement notre technique. Nous avons employé l'hématimètre de Hayem et Nachet, muni du porte-plaque à glissière. Nous faisions la dilution de 2 millimètres cubes de sang dans un demi-centimètre cube du liquide fixateur A. Puis la numération des globules rouges portait sur 5 grands carrés ; celle des globules blancs sur 100 champs micrométriques. Pour vérifier le degré d'approximation de notre technique, nous avons à plusieurs reprises pratiqué les épreuves suivantes :

1° Numérations sur la même préparation ; c'est-à-dire même enfant, au même moment, même piqûre, mêmes instruments.

Les variations maxima ont été :

Pour les globules rouges : de 4,526,000 à 4,278,000, soit une différence de 248,000.

Pour les globules blancs de 32,000 à 29,000, soit une différence de 3,000 ou de 10 pour 100.

2° Numérations sur des préparations différentes, mais le sang était pris au même moment, sur le même doigt, à la même piqûre, seules les pipettes et les cellules de l'hématimètre différaient.

Les variations les plus étendues ont été :

Pour les globules rouges : de 5,578,000 à 5,192,000, soit une différence de 386,000.

Pour les globules blancs : de 20,000 à 14,500, soit une différence de 5,000.

3° Numérations portant sur des doigts différents ; faites au même moment :

Variation maxima :

Pour les globules rouges : de 4,991,000 à 4,681,000, soit une différence de 310.000.

Pour les globules blancs : 22,000 à 16,000, soit une différence de 6,000.

Ces résultats ne paraîtront pas extraordinaires si l'on veut bien se rappeler que toutes les différences entre les nombres obtenus sont multipliées par 31,000 lorsqu'on compte les globules rouges, et par 310 lorsqu'on compte les globules blancs selon notre technique.

C'est pourtant la technique qu'avait adoptée Henri Meunier pour ses numérations ; et il s'en déclarait satisfait, en ce qui concerne les globules blancs tout au moins, puisque les chiffres qu'il avait obtenus en vérifiant ses appareils, ne différaient guère entre eux que de quelques centaines de globules.

Billings et Smianotto Ettore sont moins optimistes que H. Meunier. Ils ont employé l'appareil de Thomas Zeiss (que Lowett Morse considère comme beaucoup plus exact que celui de Hayem) et cependant ils disent que dans les meilleures conditions, il ne faut pas tenir compte des différences du nombre des globules rouges inférieurs à 300,000 (Smianotto Ettore), 200,000 (Billings). Pour Billings les différences de 3,000 pour les globules blancs doivent être négligées.

On nous accusera peut-être personnellement de n'avoir pas obtenu de nos appareils toute la précision dont ils sont capables. Cependant nous avons pratiqué un assez grand nombre de numérations pour ne pas être taxé d'inexpérience (V. nos observations) et nous considérerons toujours comme imparfaits les appareils qui nécessiteront plus de pratique ou plus d'attention que nous n'en avons apporté dans nos recherches. D'ailleurs il faut bien dire que les chiffres rapportés plus haut sont les chiffres des variations les plus étendues que nous ayons constatées, alors qu'en réalité elles ont été généralement beaucoup plus faibles.

La conclusion de ce long chapitre est qu'il faut toujours employer pour le même sujet les mêmes procédés et les mêmes instruments ; et qu'il ne faut tenir compte que des variations assez étendues dans le nombre des globules rouges et blancs (Variation de 10 pour 100 environ) à moins que les variations constatées ne soient d'une constance remarquable.

B. — *Numération spéciale.*

Quelques auteurs découragés par l'insuffisance des méthodes de numération totale, aussi bien au point de vue de leur précision qu'au point de vue des renseignements qu'elles donnent, ont eu recours à la numération spéciale qualitative des globules blancs. Billings, Filé, Ewing, Lowet Morse, avaient eu recours aux deux modes de numération, et n'avaient pas obtenu de renseignements bien frappants. Seul Ewing signale des modifications dans la réaction colorante de certains leucocytes, modifications qui auraient d'après lui une certaine valeur pronostique. Tout récemment, M. Besredka, dans une étude très documentée sur la leucocytose diphtérique, a limité ses numérations aux polynucléaires seuls. Voici, d'ailleurs, les raisons qu'il en donne :

« L'idée directrice de nos recherches était de savoir si la « leucocytose est un phénomène phagocytaire, il était donc tout « naturel que nous fixions toute notre attention sur les polynu- « cléaires, phagocytes par excellence. C'est ce que nous « allons faire dans le cours de toutes les expériences qui vont « suivre.

« Mais pourra-t-on nous objecter pourquoi n'avons-nous pas « procédé de même quand il s'agissait d'autres maladies. « Jusqu'ici on avait l'habitude de parler de la leucocytose en « général, sans viser particulièrement les polynucléaires. La « raison en est bien simple, répondrons-nous. Dans les autres « maladies (1), l'augmentation totale des leucocytes va parallè- « lement avec celle des polynucléaires, et même plus, l'hyper- « leucocytose dans presque tous les cas se fait aux dépens des

---

(1) Rappelons que dans la coqueluche M. Meunier Henri a compté en moyenne : lymphocytes 53,8 ; Formes intermédiaires 6 ; polynucléés 39 ; eosinophiles 1. Voilà donc encore une maladie où la courbe des leucocytes n'est pas parallèle à celle des polynucléaires.

« polynucléaires ; il n'en est pas de même dans la diphtérie et « notamment dans l'intoxication rapide où le parallélisme « entre le nombre total des leucocytes et celui des polynu- « cléaires n'existe guère. Puisqu'il en est ainsi, la logique nous « commande de scinder la question pour la diphtérie ; si notre « but est de savoir quel rôle est dévolu aux phagocytes dans « cette maladie, il faut oublier pour le moment tous les autres « leucocytes et s'occuper des phagocytes, notamment des poly- « nucléaires.

« Cette considération si simple et surtout logique a échappé à « nos prédécesseurs et elle nous a amené à modifier de fond en « comble les conclusions de MM. Nicolas et Courmont. »

Nous avions déjà commencé nos recherches lorsqu'est paru le mémoire de Besredka, et nous avons naturellement essayé sa méthode. Mais à notre tour, nous y avons rapidement renoncé, surtout en clinique, pour les raisons suivantes :

1° M. Besredka se contente, en clinique tout au moins, de compter la proportion des polynucléaires, c'est-à-dire leur chiffre relatif et non leur chiffre absolu. Cette méthode éviterait les causes d'erreurs si fréquentes dans la numération totale ; en effet : « Bien que le nombre des leucocytes à l'état « normal variât d'un animal à l'autre de même espèce et quel- « quefois du simple au double ; bien que des variations aussi « étendues pussent être observées chez le même animal à diffé- « rents moments de la journée, les rapports entre les poly et « les mononucléaires restaient cependant presque invariables « et des modifications ne s'y produisaient que sous l'influence « des phénomènes importants, intéressant l'organisme tout « entier. »

Or, d'après Ascoli, pendant la digestion la proportion des polynucléaires augmente, celle des mononucléaires et des granuleux diminue.

D'autre part, M. Besredka donne comme chiffre moyen des polynucléaires 35 à 40 pour 100 chez les enfants de 4 à 5 ans, tandis que Gundolin et Fischl donnent 54 pour 100 comme chiffre normal ; avec de pareilles divergences dans les moyennes normales, il est déjà bien difficile de préciser où commence l'état pathologique. A la rigueur, acceptons les chiffres de M. Besredka et disons avec lui qu'au delà de 50 pour 100, on peut être sûr que l'on a affaire à un état pathologique, à une « polynucléose. »

Voyons les résultats que donne alors la méthode de M. Besredka :

Obs. 25 de Lowett Morse : Enfant de 7 ans : Leuc. 8,000. Polyn. 75 pour 100.

Obs. 28. Adulte, 25 ans : Leuc. 15,000. Polyn. 59 pour 100.

Le malade n° 25 aurait une « polynucléose » supérieure au n° 28 ; mais en réalité, cherchons le nombre absolu des polynucléaires, nous trouvons :

Obs. 25, 6,000 polynucléaires. — Obs. 28, 8,850.

Le malade 28, qui avait en apparence une polynucléose bien inférieure au malade 25, possède en réalité plus de polynucléaires que lui, par millimètre cube de sang.

Consultons notre observation n° XII ; le 27 juillet, notre malade (3 ans et demi) a 66 pour 100 de polynucléaires ; il a donc une « polynucléose » prononcée. Mais comme nous ne lui avons trouvé en tout que 3,720 globules blancs, il possède en réalité 2,455 polynucléaires par millimètre cube, ce qui est un chiffre inférieur à la normale. Ceci ne résulte pas d'une faute de technique, car le lendemain le résultat était le même.

2° Il faudrait donc si l'on ne voulait tenir compte que des polynucléaires établir au moins leur chiffre absolu et non pas leur chiffre relatif. C'est ce qu'avait fait Filé par exemple. Lisons alors son observation n° II :

Avant l'injection de sérum. . .	L. 5,803	P. 4,442
2 heures après.	L. 7,552	P. 5,127
6 heures après.	**L. 7,870**	**P. 2,935**

Sur 7,870 leucocytes, nous en négligerions complètement 4,930. Or, ces 4,930 sont-ils aussi négligeables que le prétend M. Besredka.

Rappelons d'abord que beaucoup d'auteurs, Gundolin et Muir

en particulier, considèrent les lymphocytes comme le premier stade de l'évolution des globules blancs du sang ; pour Bezançon cette transformation des lymphocytes en formes adultes est le caractère fondamental de la rate infectieuse.

C'est également, d'après Labbé, un des rôles les plus importants des ganglions dans les maladies infectieuses ; « par leur système folliculaire, dont l'infection stimule l'activité, les ganglions ont encore pour but de produire des leucocytes, les leucocytes fabriqués sont tous des lymphocytes qui se transforment dans le ganglion en leucocytes mononucléaires ; mais leur évolution en leucocytes polynucléaires devra se faire en d'autres points de l'organisme et peut-être dans la circulation sanguine générale ».

D'autre part, les leucocytes mononucléaires ont des propriétés phagocytaires très prononcées (Metchnikoff, Labbé Josué). Dans un récent mémoire, M. Bensrdka a démontré que les seuls arsenicophages véritables (pour le trisulfure d'arsenic) sont les gros mononucléaires.

En outre, d'après Vincent, bien que le fait soit rare et qu'il ait été nié par M. Metchnikoff, les petits lymphocytes ont aussi la propriété d'absorber le parasite de la malaxia. Peut-être en est-il de même dans la dyphtérie ? Savons-nous enfin quelle part revient aux différentes variétés de globules blancs dans la production des antitoxines ?

Pour toutes ces raisons, nous considérons que nous n'avons pas le droit de limiter l'étude de la leucocytose diphtérique aux variations des leucocytes polynucléaires ; et nous préférons compter en masse les leucocytes. Néanmoins nous avons tenu compte des travaux de M. Besredka et nous discuterons chemin faisant ses résultats.

Lorsque nous avons eu recours à sa méthode, notre technique fut la suivante : étalement du sang à l'aide d'une lame iodée ; fixation par le procédé de Nikiforoff (séchage à l'étuve à 37° pendant une ou deux heures, puis séjour de quatre minutes dans un mélange d'alcool et éther anhydres, chauffé au bain-marie à 65°).

Coloration pendant 5 minutes par l'éosine (une partie de solution alcoolique d'éosine au centième pour 9 d'eau distillée), puis lavage à l'eau, et enfin coloration des noyaux à l'hématéine. Comme le recommande Jolly, notre numération différentielle a toujours porté sur au moins 400 globules blancs.

Protocole des expériences. — Les seuls animaux sur lesquels nous ayons expérimenté sont des cobayes et des lapins. Pour la diphtérie, les inoculations étaient faites sous la peau ; les cultures provenaient de bacilles diphtériques, retirés de la gorge d'enfants du service. Les injections thérapeutiques ont été faites avec le sérum de Roux, tel qu'il est livré à l'hôpital des Enfants-Malades.

Pour la streptococcie, nous avons eu recours à trois streptocoques. Le 1er, très peu virulent, a été inoculé à un seul lapin (n° 2).

Le second a été inoculé à la plupart de nos lapins (du n° 4 au n° 14 inclusivement) ; il était extrêmement virulent, mais pour les besoins de nos recherches, nous l'avons quelquefois atténué en laissant vieillir les cultures (V. nos observations). Ces deux streptocoques nous ont été procurés par M. le Dr Marmorek, nous sommes heureux de lui adresser ici nos remerciements. Le troisième streptocoque (inoculé aux lapins 15 et 17) nous a été obligeamment fourni par notre collègue et ami Ferrand. Il provenait du pus d'abcès sous-cutanés multiples développés chez un nourrisson de quatre semaines. Il tuait assez rapidement le lapin : en 24 heures à la dose de 4 centimètres cubes sous la peau, en 48 heures à la dose de 2 centimètres cubes.

Quant au sérum antistreptococcique, il nous était fourni par l'Institut Pasteur, et nous avons eu soin de le renouveler fréquemment ainsi que le recommande Denys.

On verra par la suite que le sérum de Marmorek nous a donné des succès très relatifs. Seul le lapin n° 14 a guéri alors que le témoin mourait. Cependant tous les lapins traités ont survécu au moins quelques heures à leurs témoins. Il semble donc bien que le sérum de Marmorek ait quelque efficacité, mais celle-ci est loin d'être comparable à celle du sérum de Roux.

Après la mort du lapin, nous avons toujours recherché le

streptocoque dans le sang du cœur(1) et cette recherche a toujours été positive.

Protocole des recherches cliniques. — La plupart des enfants ont été examinés aussitôt après leur arrivée à l'hôpital, avant tout traitement.

Puis la seconde numération était faite plus ou moins longtemps après l'injection du sérum. Quelques enfants ont été suivis pendant toute la durée de leur maladie. Ainsi que le recommande Meunier, nous avons choisi comme lieu d'élection de notre piqûre la face dorsale de la phalangette immédiatement au-dessus de la matrice unguéale. Nous évitions soigneusement de prendre du sang sur les doigts atteints de lésions quelconques.

Après la mort des enfants streptococciques, nous avons toujours recherché le streptocoque par les cultures et l'examen direct dans le sang du cœur cette recherche a toujours été négative.

---

(1) Sauf pour le lapin n° 14, qui est mort pendant que nous étions absent.

CHAPITRE II

ACTION DES SÉRUMS THÉRAPEUTIQUES SUR LES GLOBULES ROUGES

1° DIPHTÉRIE

Bouchut, en 1877, signala une diminution notable du nombre des globules rouges chez les diphtériques. Ses premières recherches lui donnent comme moyenne 4,461,543. La même année, en collaboration avec Dubrisay, il se livre à 93 nouveaux examens et obtient le chiffre moyen de 4,305,000. Ses résultats se résument donc en une diminution du nombre des globules rouges proportionnelle à la gravité de la maladie et à l'élévation de la température.

L'année suivante, Cuffer publie des résultats en contradiction avec les précédents ; pour lui le nombre des globules rouges est le plus souvent normal, quelquefois même augmenté.

M. Quinquaud dans trois cas de croup infectieux constate un abaissement considérable du chiffre des hématies avec diminution progressive de l'hémoglobine, diminution qui persiste aussi longtemps qu'il y a des fausses membranes.

Lécorché et Talamon dans deux cas de diphtérie bénigne trouvent le nombre des globules rouges inférieur aux nombres obtenus par M. Quinquaud dans les formes hypertoxiques.

Binaut (1) reprend ces recherches et arrive aux conclusions suivantes :

1° La diphtérie s'accompagne d'une diminution du chiffre des hématies, mais cette hypoglobulie n'est nullement en rap-

(1) *Thèse*, Paris, 1885.

port avec le degré de gravité de la maladie (cette opinion concorde bien d'ailleurs avec les résultats de Quinquaud et Talamon);

2° Il n'y a pas de corrélation entre l'augmentation du nombre des globules blancs et la diminution du nombre des globules rouges;

3° La trachéotomie n'a aucune influence sur le nombre des globules sanguins.

Gilbert (1885) a pratiqué 58 examens sur 22 enfants, le chiffre des hématies dans presque tous les cas a oscillé autour de 4,500,000; dans quelques cas il s'est élevé à 5,000,000 et au-dessus, d'autres fois il est descendu à 4,000,000 et au-dessous. La valeur globulaire dans 12 cas a oscillé entre 0,90 et 1, dans les autres cas elle s'est abaissée au-dessous de 0,90 jusqu'à 0,66.

Felsenthal (1893), dans 8 cas de diphtérie, n'a trouvé ni diminution des globules rouges, ni aucun changement dans leur morphologie.

Lowet Morse (1894) a toujours trouvé, à part une ou deux exceptions, que le nombre des globules rouges est un peu supérieur à la normale. La seule malade chez qui ils étaient diminués de nombre était une femme atteinte d'anémie chronique manifeste.

Pour Billings (1896), les globules rouges du sang dans la diphtérie subissent une diminution numérique dans les cas modérément graves et dans les cas graves; la régénération en est lente. Le pourcentage d'hémoglobine tombe avec le nombre des globules rouges et au même degré relatif, mais la régénération de l'hémoglobine se fait bien plus lentement que celle des globules rouges.

Comme Billings, Zagari et Calabrese constatent une diminution du nombre des globules rouges et de leur richesse en hémoglobine.

Il nous a été impossible de compter les globules sanguins pendant toute l'évolution d'une diphtérie, comme le faisaient les auteurs précédents. En effet, tous les malades de notre service ont été traités par le sérum de Roux et nous n'aurions pas voulu les priver de ce traitement, pour les besoins de nos recherches.

Un seul malade atteint d'une diphtérie très bénigne n'a pas été traité. Le nombre de ses globules rouges était de 4,916,000 le lendemain de l'entrée à l'hôpital, et de 4,805,000 24 heures après.

Il est un procédé qui permet cependant d'évaluer le nombre moyen des globules rouges chez les enfants diphtériques ; il consiste à compter ces globules, le jour de l'entrée avant toute injection.

En prenant ainsi la moyenne des 14 cas observés par Smaniotto Ettore on obtient le chiffre de 4,385,000. Le nombre que nous avons obtenu dans nos propres observations est notablement plus élevé, il atteint 5,591,000.

Enfin nous nous sommes adressé à l'expérimentation qui permet de beaucoup mieux juger l'influence de l'infection diphtérique, puisqu'on peut faire des numérations sur l'individu normal, avant l'inoculation.

Cinq animaux ont été inoculés (lapin n° 1, cobayes n°s 2, 3, 5, 7). Le cobaye n° 2 et le lapin ont présenté consécutivement à l'inoculation une augmentation du nombre des hématies, chez les autres au contraire on constata une hypoglobulie notable.

La gravité de l'infection n'a paru jouer aucun rôle dans ces modifications du sang, car le cobaye n° 2 mourut 34 heures après l'inoculation, tandis que le lapin guérit sans aucun traitement.

L'expérimentation comme la clinique nous amène donc à cette conclusion que, dans la diphtérie le nombre des hématies est variable, tantôt augmenté, tantôt diminué, sans qu'on puisse établir de relations précises entre le nombre des globules rouges et la gravité de la maladie. Il est possible cependant que dans les formes graves et prolongées, telles qu'on en observait avant la sérothérapie, le nombre des hématies fût diminué notablement dans les dernières périodes de la diphtérie ; c'est pourquoi les règles formulées par Bouchut ont pu être exactes au temps où il observait.

Cette variabilité du nombre des hématies au cours de la diphtérie complique naturellement l'étude de l'action du sérum. Cependant lorsqu'on recherche l'action immédiate, c'est-à-dire dans les 24 heures qui suivent l'injection, les résultats sont assez concordants. Quatorze fois sur dix-neuf, Smianotto Ettore a constaté une hyperglobulie notable existant déjà 30 minutes après l'injection. Cette hyperglobulie est passagère, elle n'existait plus, dans un cas deux heures et dans un autre huit heures après l'injection. Elle peut se produire après une deuxième injection aussi nettement qu'après la première.

Nos recherches personnelles nous ont donné des résultats analogues : sur neuf numérations, nous avons trouvé six fois le nombre des hématies augmenté après l'injection de sérum et cependant nous pratiquions nos numérations beaucoup plus tardivement que Smaniotto Ettore, le plus souvent 24 heures après l'injection. En faisant la moyenne du nombre des hématies, nous obtenons les chiffres de 5,591,000 avant le sérum et 5,894,000 après. L'expérimentation s'est montrée d'accord avec la clinique, chez deux cobayes diphtériques traités par le sérum nous avons obtenu une fois une hypoglobulie tellement minime que nous ne pouvons en tenir compte et une autre fois une hyperglobulie de 600,000 globules rouges.

Les effets éloignés du sérum sont beaucoup plus difficiles à apprécier. D'après Billings, dans les cas de diphtérie traités par le sérum, la diminution du nombre des globules rouges est beaucoup moins marquée que dans les cas traités sans injectien, souvent même on ne constate aucune diminution.

Pour notre part nous avons pratiqué des numérations presque quotidiennes pendant 15 jours chez trois malades (Observations IX, XI, XII) et nous avons constaté qu'après la période d'hyperglobulie provoquée par le sérum, période qui dure 24 heures environ, le nombre des hématies redescend à un niveau qui se maintiendra à peu près constant les jours suivants avec quelques oscillations peu importantes. Chez les deux cobayes cités plus haut (n°s 3 et 7), l'inoculation diphtérique avait provoqué une hypoglobulie prononcée, l'injection de sérum ne la corrigea que faiblement, et lors de nos dernières numérations (quatre et sept jours après l'inoculation) le nombre des hématies était encore notablement inférieur au chiffre normal.

Les complications qui surviennent au cours de la diphtérie chez les sujets traités par le sérum peuvent naturellement modifier le nombre des hématies comme elles le feraient chez le diphtérique non traité ; la broncho-pneumonie par exemple parait abaisser le chiffre des globules rouges (Obs. XIII).

Lorsque l'injection de sérum est suivie d'une éruption (Obs. I, VIII, XIII), le nombre des globules rouges diminue généralement pendant toute la durée de l'éruption.

En résumé donc la diphtérie modifie peu le nombre des globules rouges, il est tantôt diminué, tantôt augmenté, sans qu'on puisse établir de relations précises entre le nombre des hématies et la gravité de la maladie.

Les injections de sérum de Roux sont suivies d'une hyperglobulie passagère, puis le chiffre des hématies retombe au même niveau qu'avant le sérum.

La sérothérapie paraît diminuer l'intensité et la durée des altérations globulaires qui peuvent se produire au cours de la diphtérie.

2° STREPTOCOCCIE

Les modifications du nombre des globules rouges dans la streptococcie ont été étudiées surtout dans les cas d'érysipèle ; on sait depuis longtemps que dans l'érysipèle le sang est plus diffluent, il y a diminution des parties solides, diminution considérable des hématies, augmentation de la fibrine.

D'après Hayem, l'érysipèle de la face produit sur la richesse globulaire du sang des effets très analogues à ceux de la pneumonie. Pendant le cours de la maladie, les hématies diminuent et atteignent quelquefois avant la défervescence un minimum correspondant à une déglobulisation vraie variant suivant l'intensité des cas d'un demi-million à un million. Dans les cas graves mais se terminant par la guérison elle pout atteindre un million et demi ou même un peu plus. La valeur globulaire est peu modifiée, elle ne s'abaisse que de 10 à 20 pour 100. Enfin la défervescence serait accompagnée ou suivie de près de la production d'un nombre considérable d'hématoblastes. L'accumulation des hématoblastes destinés à se transformer en globules rouges ne durerait que fort peu de temps.

Dans les 4 cas de streptococcie que nous avons eu l'occasion d'observer, nous avons toujours trouvé le chiffre des hématies inférieur à la normale. La malade n° XX qui a guéri avait 4,272,000 globules rouges. Les trois autres cas (XXI, XXII, XXIII) nous ont donné les chiffres suivants : 4,836,000, — 3,887,000, — 3,844,000.

L'expérimentation confirme ces données de la clinique : lorsque l'infection est très légère (Lapin 13), le nombre des hématies est à peine modifié, lorsque l'infection est plus grave et mortelle dans un temps variable (9 heures, 18 heures, 26 heures, 30 jours), on constate toujours une déglobulisation notable (Lapins n°s 2, 5, 7, 12). Cet abaissement du chiffre des hématies peut s'observer dès la première heure qui suit l'inoculation (Lapins 2, 5, 7). Cependant il est généralement plus tardif; c'est ainsi que chez les lapins 6, 9, 10, 11, l'hypoglobulie était à peine ébauchée lorsque nous avons commencé les injections thérapeutiques. Chez le lapin n° 4 le nombre des hématies avait même augmenté, mais le chiffre initial était si faible qu'il y a eu probablement quelque erreur de technique.

Par conséquent toutes les recherches cliniques et expérimentales paraissent démontrer que dans la streptococcie le nombre des hématies est notablement diminué ; les résultats sont donc beaucoup plus précis que dans l'infection diphtérique.

Pour rechercher l'influence du sérum sur ces modifications du sang streptococcique, nous avons à étudier : 1° la courbe des globules rouges chez l'animal préalablement immunisé ; 2° la même courbe, chez les individus traités consécutivement à l'injection.

Chez les lapins préalablement immunisés par une ou plusieurs injections de sérum de Marmorek (Lapins nos 8 et 11) le nombre des hématies a été à peine modifié par l'inoculation de cultures de virulence variable, les unes suivies de guérison, les autres ayant entraîné la mort en 24 et 36 heures.

Cinq fois nous avons traité des lapins par le sérum de Marmorek après les avoir inoculés ; les injections thérapeutiques ont été faites 4 fois 1 heure, 1 fois 24 heures (11 *bis*) après l'injection, les résultats ont été les suivants :

LAPIN N°	AVANT L'INOCULATION	APRÈS L'INOCULATION AVANT LE SÉRUM	1er EXAMEN APRÈS LE SÉRUM	24 HEURES APRÈS LE SÉRUM	MOYENNE DES JOURS SUIVANTS	TERMINAISON
4	3,900,000	4,650,000	4,240,000	»	»	Mort 11 heures après l'inoculation. Survie de 2 heures sur le témoin.
6	4,953,000	4,619,000	4,867,000	4,566,000	4,023,000	Mort 56 heures après l'inoculation. Survie de 30 heures sur le témoin.
11	5,059,000	4,712,000	4,991,000	5,121,000	5,300,000	Guérison. Les deux témoins ont survécu aussi.
11 *bis*	5,282,000	5,400,000	4,600,000	4,600,000	5,600,000	
14	5,500,000	5,431,000		4,766,000	5,150,000	Guérison. Le témoin a guéri également.

Ce tableau se résume facilement ; il nous montre que les lapins chez lesquels l'infection n'a pas été suffisamment énergique pour entraîner la mort ont conservé un nombre de globules voisin de la normale. Ce résultat peut être attribué au sérum, car, ainsi que nous l'avons dits, tous les lapins sauf le lapins n° 13 et n° 4 ont eu de l'hypoglobulie après l'inoculation.

En clinique les résultats ont été analogues, 4 enfants examinés nous ont donné les chiffres suivants :

NUMÉROS des OBSERVATIONS	AVANT LE TRAITEMENT	1er EXAMEN APRÈS LE SÉRUM	MOYENNE DES EXAMENS suivants	TERMINAISON
XX	4,272,000	4,922,000	4,618,000	Guérison.
XXI	4,836,000	3,974,000	»	Mort 36 heures après le début du traitement.
XXII	3,887,000	3,955,000	4,116,000	Mort 17 heures après le début du traitement.
XXIII	3,844,000	3,990,000	3,460,000	Mort 6 jours après le début du traitement.

Comme le montre ce tableau, le nombre des globules rouges a légèrement augmenté lorsque la guérison est survenue (Obs. XX), il s'est maintenu au même niveau ou a baissé notablement lorsque le sérum s'est montré impuissant.

La *conclusion* de nos recherches est donc que le sérum de Marmorek diminue ou supprime la déglobulisation rapide qui survient généralement au cours des streptococcies. Il ne produit pas ces ascensions brusques et passagères du chiffre des globules rouges, que l'on observe après les injections du sérum de Roux.

CHAPITRE III

ACTION DES SÉRUMS THÉRAPEUTIQUES SUR LES GLOBUSES BLANCS

1° DIPHTÉRIE

A. — Marche normale de la leucocytose diphtérique.

C'est BOUCHUT qui le premier en 1868 signala l'existence de modifications de la leucocytose au cours de la diphtérie.

Quelques mois plus tard, en collaboration avec DUBRISAY, il publie le résultat de 93 analyses faites sur 24 enfants et conclut ainsi : »

« En examinant la formation et la propagation de la leucocytose jour par jour, en la comparant à la marche des autres phénomènes de la maladie, on voit que l'augmentation du nombre des globules blancs du sang est d'autant plus considérable que la diphtérie est plus grave. Son chiffre devient la mesure de l'intoxication générale et peut servir de base à un pronostic sérieux.

Les chiffres obtenus par ces auteurs sont les suivants :

0 à 5,000.	1 cas.
5,000 à 10,000.	11
10,000 à 20,000.	28
20,000 à 30,000.	19
30,000 à 40,000.	15
40,000 à 50,000.	7
50,000 à 60,000.	9
60,000 à 100,000.	une fois chez 10 malades.

La moyenne est de 26,824, chiffre presque triple du chiffre normal.

Le rapport des globules blancs aux globules rouges, a été en moyenne de 1 blanc pour 160 rouges, il a pu tomber à 1 pour

150, 120, 100; au lieu de 1 pour 600 à 800, chiffre normal (Bouchut).

CUFFER l'année suivante publie il est vrai des conclusions en contradiction absolue avec celles de Bouchut : il admet que le nombre des globules blancs est parfois légèrement augmenté, mais bien rarement dans la proportion qu'indique Bouchut.

Mais, ainsi que le fait remarquer Bouchut, les recherches de Cuffer ont porté sur 14 cas dont il n'a pas indiqué suffisamment le caractère de gravité et sur lesquels il s'est borné à une seule numération. C'est pourquoi Bouchut maintint ses premières conclusions à savoir que lorsque la diphtérie reste une maladie locale elle guérit toujours et ne s'accompagne pas d'hyperleucocytose, tandis que dans les diphtéries graves septicémiques on observe toujours une leucocytose en rapport avec la gravité de l'infection.

En réalité, les affirmations de Bouchut étaient trop absolues, car il suffit de parcourir ses observations pour constater qu'on rencontre quelquefois une leucocytose modérée (10,000, 8,793) dans des cas mortels.

BINAUT (1885) examine le sang de 67 enfants et résume ainsi ses conclusions :

1° La diphtérie produit une augmentation du nombre des globules blancs d'autant plus marquée que la maladie est plus grave ;

2° Cette leucocytose ne peut être considérée comme un élément sérieux de pronostic, le nombre des globules blancs ne s'élevant pas fatalement à mesure que la maladie s'aggrave ;

3° Il n'y a pas de corrélation entre le nombre des globules blancs et la diminution du nombre des globules rouges.

GILBERT (1885) a pratiqué la numération des globules sanguins dans 15 cas de diphtérie, dont 6 se sont terminés par la guérison et 9 par la mort.

Dans les diphtéries simples guéries, le nombre le plus élevé des leucocytes dans chaque cas a été le suivant : 1° 12,000 ; 2° 14,000 ; 3° 15,000 ; 4° 11,000 ; 5° 10,000 ; 6° 14,000.

Sur les 9 cas simples terminés par la mort le nombre des

leucocytes a été de 1° 11,000; 2° 7,000; 3° 10,000; 4° 13,000; 5° 16,000; 6° 7,000; 8° 12,000; 9° 17,000; 10° 6,000.

Ces numérations nous montrent, dit Gilbert, que dans la diphtérie simple la leucocytose est fréquente sans être constante, qu'elle est légère, qu'elle n'est pas en rapport avec la gravité de la maladie et qu'elle peut manquer dans les cas mortels. Elle n'a donc pas la valeur pronostique qu'on a voulu lui attribuer.

Pee (1890) prétend avoir trouvé dans la diphtérie une leucocytose moins prononcée que dans l'amygdalite folliculaire simple.

Rieder (1892) trouve comme Binaut que la leucocytose est habituelle chez les diphtériques, mais qu'elle est sans valeur pronostique.

Von Limbeck, Felsenthal (1893) signalent également la leucocytose diphtérique. Van Limbeck comme Bouchut pense que le pronostic est d'autant plus grave que le nombre des leucocytes est plus grand. Felsenthal a trouvé dans un cas jusqu'à 148,229 globules blancs.

Tous ces travaux quelque peu contradictoires méritaient d'être revus, c'est ce qu'entreprit Lowett Morse dans un excellent travail qu'il publia en 1895 dans le *Boston city Hospital Medical surgical report*. Il est arrivé aux conclusions suivantes :

« La diphtérie s'accompagne d'une hyperleucocytose très prononcée, plus intense que celle que l'on observe dans la pneumonie. Elle est bien marquée dès le 3e jour et il est probable qu'elle existe plus tôt.

En général elle s'accroît en même temps que la maladie progresse, et atteint son maximum à la période d'acmé, diminue pendant la convalescence et disparaît en même temps ou peu après que les fausses membranes se sont détachées.

Elle est généralement proportionnelle au développement des fausses membranes, mais cette dernière règle est sujette à de nombreuses exceptions.

Il ne semble pas exister de relations entre l'engorgement ganglionnaire et la leucocytose; il est à noter cependant que les formes « septiques » à terminaison fatale, accompagnées d'engorgement ganglionnaire énorme, ont toutes montré une hyperleucocytose très prononcée. Mais des cas peu graves avec des engorgements ganglionnaires modérés ou nuls ont présenté une leucocytose égale à celle des formes mortelles.

L'état des poumons et des reins ne paraît avoir aucune influence sur le nombre des globules blancs.

Il semble donc évident que l'hyperleucocytose n'est pas due à un symptôme particulier ou à une combinaison de symptômes, mais qu'elle résulte de quelque influence générale commune à tous les cas. Cette influence ne peut être que l'absorption des toxines.

Il résulte manifestemeut de mes recherches, ajoute Lowett Morse, que l'examen du sang dans la diphtérie n'est d'aucune valeur pour le pronostic. Car s'il est vrai que les cas mortels aient présenté une leucocytose très exagérée il faut bien dire que presque toujours la diphtérie s'accompagne d'hyperleucocytose et que souvent cette hyperleucocytose est très prononcée dans des cas très bénins ».

Gabritchewsky (1894) de ses examens répétés sur 14 enfants conclut que la leucocytose du sang dans la diphtérie a un caractère particulier qui la distingue de la leucocytose observée dans la plupart des autres maladies infectieuses. C'est ainsi qu'elle suit une marche diamétralement opposée à celle de la pneumonie fibrineuse. Dans la diphtérie, la leucocytose progressive se termine par la mort, dans la pneumonie, la leucocytose annonce une issue favorable. Pour expliquer cette différence de la réaction leucocytaire générale dans ces deux maladies, il faut avant tout connaître que dans la diphtérie nous avons affaire principalement à une intoxication et dans la pneumonie fibrineuse à une infection, de sorte que la leucocytose modérée existant au début de la diphtérie peut être suffisante pour provoquer la leucocytose locale et ensuite la phagocytose qui détruit le producteur même du poison. Il ne faut pas juger d'après la leucocytose générale les phénomènes locaux de l'infection.

Gabritchewsky combat donc les conclusions de Lowett Morse et remet ainsi en jeu la question du pronostic car non seulement il admet la valeur pronostique de l'hyperleucocytose, mais il prétend même juger de la valeur des traitements par le simple examen du sang.

Ces incertitudes ne font qu'accroître l'ardeur des hématologistes et nombreux sont les travaux publiés dans ces dernières années.

Ewing constate comme la plupart de ses devanciers que la diphtérie s'accompagne généralement d'une leucocytose prononcée. L'augmentation des leucocytes commence quelques heures après l'infection, elle apparaît probablement plus tôt chez les individus réfractaires et est souvent retardée dans les cas graves avec infection intense.

Dans les cas favorables la leucocytose est plus élevée pendant la période d'augment et décroît progressivement pendant la convalescence.

L'hyperleucocytose peut cependant persister assez longtemps après que les autres symptômes locaux et généraux ont disparu.

Dans les cas défavorables, l'hyperleucocytose se maintient jusqu'à la mort, mais dans quelques cas prolongés avec infection septique intense, on peut observer un abaissement continu de la leucocytose persistant jusqu'à la mort.

Ewing tente de pousser plus loin l'analyse et d'interpréter ses résultats : pour lui la leucocytose de la diphtérie mesure exactement la réaction systématique contre les produits toxiques circulant dans le sang et absorbés au niveau du foyer d'infection. La leucocytose élevée dans la diphtérie indique une réaction prononcée contre une infection sévère mais n'est pas nécessairement un signe défavorable.

Il ressort naturellement de ce qui précède qu'il faut être très circonspect dans l'appréciation du pronostic : une leucocytose diminuant progressivement indique généralement mais non toujours une marche favorable de la maladie. Une leucocytose légère s'observe habituellement mais non toujours au cours d'une infection modérée, enfin il ne faut pas oublier que les cas mortels peuvent présenter pendant plusieurs jours un chiffre de globules blancs normal ou même inférieur à la normale.

Billings formule des conclusions qui ont le mérite d'être plus nettes et plus précises:

Les leucocytes sont toujours numériquement augmentés sauf dans deux catégories de cas : les très bénins et les très graves. Dans la règle le degré de la leucocytose est directement proportionnel au degré de gravité du cas.

La courbe des leucocytes ne correspond nullement à l'évolution clinique de la maladie. Le nombre des leucocytes demeure souvent plus élevé que normalement, plusieurs jours après que tout phénomène inflammatoire a disparu.

Il ne semble pas que l'on puisse retirer quelque renseignement pronostique important de l'examen du sang au cours de la diphtérie.

Schlesinger a examiné 24 enfants le jour de leur entrée à l'hôpital, 21 avaient une hyperleucocytose plus ou moins prononcée, 3 avaient une leucocytose normale. De ces 3 derniers cas, l'un examiné le 3e jour de la maladie était moyennement grave, les deux autres arrivés au second jour de leur évolution étaient graves.

Le degré de l'hyperleucocytose a oscillé entre 1 pour 71 et 1 pour 275. Ces résultats peuvent se schématiser ainsi :

Hyperleucocytose.	1 : 50 — 100	2
	100 — 150	5
	150 — 200	7
	200 — 250	4
	250 — 300	3
Hypoleucocytose.	1 : 400 — 450	3

Schlesinger combat l'opinion de Gabrichewsky sur les rapports constants entre la gravité de la maladie et le degré de la leucocytose. Il est certain, dit-il, que les cas graves s'accompagnent généralement d'une leucocytose plus élevée que les cas de gravité moyenne, cependant ce ne sont pas les malades les plus atteints qui présentent l'hyperleucocytose la plus accentuée. Réciproquement, dans les 3 cas où il a constaté l'hypoleucocytose il ne s'agissait pas de formes légères, mais au contraire de cas moyens ou graves.

Signalons encore le travail de Filé qui adopte les conclusions de Gabritchewsky, il a trouvé comme lui que la leucocytose est en raison directe de l'infection, elle est plus intense dans le croup que dans l'angine. Elle disparaît dans la convalescence. Dans les cas mortels elle continue jusqu'à la mort.

Engel a constaté de même que la proportion des globules blancs a varié de 1 pour 50 à 1 pour 500 chez les enfants qui ont guéri et de 1 pour 10 à 1 pour 100 chez ceux qui sont morts.

Le dernier travail que nous connaissions est celui de Smianotto Ettoro, mais les chiffres qu'il publie sont tellement supérieurs à tous ceux obtenus avant lui, que nous hésitons à les transcrire ; en faisant la moyenne des 13 numérations qu'il a pratiquées sur des sujets diphtéritiques avant tout traitement, on obtient le nombre considérable de 128,900. Quatre fois il a obtenu des chiffres supérieurs à 200,000.

En compulsant nos propres observations, nous constatons que sur 17 enfants examinés avant tout traitement le chiffre moyen de la leucocytose a été de 14,745. Un seul enfant n'a pas été traité par le sérum (Obs. XIV), il avait une diphtérie très bénigne, 8,060 leucocytes par millimètre cube. Tous les autres enfants ont été injectés, il nous a donc été impossible d'étudier suffisamment la leucocytose de la diphtérie abandonnée à son évolution normale. Nous avons seulement constaté le fait banal de l'hyperleucocytose diphtérique et nous avons pu nous convaincre comme Schlesinger de la difficulté d'établir le pronostic par un seul examen fait le jour de l'entrée à l'hôpital, car si le malade n° XIV, très légèrement atteint, avait 8,060 globules blancs, chez le malade n° III, peu atteint lui aussi, nous avons trouvé 23,500 globules par millimètre cube.

En somme, malgré quelques divergences il nous paraît possible de *résumer* en quelques lignes les nombreux travaux que nous venons d'analyser :

La diphtérie s'accompagne d'une façon presque constante

d'hyperleucocytose. Les cas très bénins et peut-être les cas très graves peuvent faire exception à cette règle.

Lorsqu'elle existe, l'hyperleucocytose est ordinairement d'autant plus prononcée que la maladie est plus grave.

L'hyperleucocytose se maintient jusqu'à la mort lorsqu'elle survient; elle diminue progressivement avec quelques oscillations, lorsque le malade entre en convalescence. Elle persiste plus longtemps que les autres symptômes.

Aucune de ces propositions n'a rien d'absolu, toutes sont sujettes à des exceptions.

Quelques observateurs ont vérifié sur les animaux les données de la clinique :

En examinant les observations de Galritchewsky nous voyons que sur sept lapins inoculés avec des doses mortelles (injections sous-cutanées), cinq ont présenté une hyperleucocytose prononcée. Chez deux autres la leucocytose n'était pas modifiée au moment où le sang a été examiné, mais cet examen a été pratiqué une seule fois, très peu de temps (2 heures et 3 heures) après l'inoculation, et longtemps (3 jours) avant la mort. Ces résultats concordent donc parfaitement avec la formule de Gabritchewsky : hyperleucocytose progressive et très élevée dans les cas mortels.

Chatenay expérimente non plus avec des cultures de bacilles de Löffler, mais avec des cultures filtrées sur porcelaine, des toxines diphtériques. Il inocule trois lapins. Le premier reçoit 1/4 de centimètre cube de toxine, et meurt en onze jours avec des oscillations dans le nombre des leucocytes variant de 3,000 à 13,000. Un deuxième lapin après une injection de 1/3 de centimètre cube de toxine meurt en quatre jours, en présentant le premier jour une hypoleucocytose manifeste et les jours suivants des oscillations entre 3,500 et 15,000.

Le troisième lapin, par une injection de 2 centimètres cubes de toxine, meurt en trente-deux heures avec de légères oscillations (3,500 à 9,000), suivies d'une hypoleucocytose progressive tombant jusqu'à 2,000 globules blancs.

Un cobaye injecté avec trois centimètres cubes de toxine a

présenté de l'hypoleucocytose puis de l'hyperleucocytose, mais n'a pas été suivi jusqu'à la mort.

Ces résultats discordants et peu nombreux n'étaient pas de nature à éclairer beaucoup la question de la leucocytose diphtérique, c'est pourquoi dans un travail très documenté J. Nicolas et P. Courmont reprennent les expériences de Chatenay, employant comme lui la toxine diphtérique. Ils distinguent : 1° l'intoxication rapide par des doses massives de toxine diphtérique ; 2° l'intoxication lente avec des doses fragmentées de toxine ; 3° l'immunisation par des doses légères répétées pendant longtemps.

Dans l'intoxication rapide le lapin ne présente jamais d'hypoleucocytose ; c'est le plus souvent une hyperleucocytose très légère et plus rarement une hyperleucocytose extrêmement élevée. Les variations leucocytaires ne sont donc pas aussi constantes ni aussi régulières que d'autres symptômes de cette intoxication massive, les variations thermiques, par exemple, ou la rapidité presque toujours égale de la mort.

Dans l'intoxication lente, le lapin réagit d'une façon différente. Rarement cette intoxication lente s'accompagne d'hypoleucocytose qui ne semble pas d'ailleurs un phénomène favorable. Presque toujours elle produit une hyperleucocytose dont le degré est variable, plutôt selon la susceptibilité de l'animal que selon la dose injectée. Si la mort survient rapidement, l'hyperleucocytose est ordinairement progressive ; si l'animal survit un certain temps, le nombre des globules blancs présente des oscillations considérables se prolongeant longtemps après la dernière infection. La réaction leucocytaire est souvent parallèle à la réaction thermique, mais ordinairement plus prolongée que cette dernière ; ce sont deux symptômes d'intoxication.

Au cours d'une longue immunisation contre la toxine diphtérique, on n'observe pas ou très rarement de réaction leucocytaire notable chez le cheval, soit au début, soit à un stade avancé de la période des injections et même dans les premières heures qui suivent celles-ci.

Pour notre part nous avons pu vérifier l'exactitude des lois tracées par Galritchewsky, Courmont et Nicolas, dans les cas qu'il nous a été donné d'observer.

Nous avons inoculé nos animaux avec des cultures pures de bacilles de Löffler dans le bouillon peptonisé.

Le premier animal (lapin n° 1) infecté très légèrement a guéri après avoir présenté une hyperleucocytose très modérée (9,610).

Le second (cobaye n° 2) est mort en 36 heures avec hyperleucocytose très prononcée (27,590).

Le troisième (cobaye n° 5) sorte de moyenne entre les deux précédents est mort en 68 heures, avec une hyperleucocytose moyenne (17,360-12,400).

En somme, expérimentalement, comme en clinique, nous observons une irrégularité flagrante dans le degré de l'hyperleucocytose des cas mortels. Pour tenter de l'expliquer certains auteurs ont eu recours, non plus à la numération en masse des globules blancs, mais à la numération spéciale, qualitative des différentes variétés de leucocytes.

Nous avons indiqué les défectuosités de cette méthode ne nous étonnons donc pas qu'elle ait donné, elle aussi, des résultats contradictoires.

Felsenthal signale seulement que l'augmentation du nombre des globules blancs porte surtout sur les polynucléaires, comme dans la pneumonie ou la scarlatine.

Lowett Morse constate également dans la grande majorité des cas la proportion élevée des polynucléaires neutrophiles. Cependant il a trouvé dans plusieurs cas les différentes variétés de globules blancs en proportion normale.

Quelquefois, particulièrement chez les convalescents, il semble qu'il y ait une lymphocytose, ce fait s'observerait aussi lorsque l'engorgement ganglionnaire est peu prononcé.

D'après Billings le pourcentage des polynucléaires varie de 88,2 à 78 pour 100. Les petits mononucléaires sont en proportion très variable, mais en règle générale on les trouve diminués de nombre. Dans un cas ils sont tombés à 4 pour 100. Cette constatation n'est pas sans importance, si l'on songe que chez les individus en bonne santé une augmentation à 30 pour 100 est certainement plus commune qu'une chute à 10 pour 100.

L'augmentation des polynucléaires était en règle générale directement proportionelle à l'augmentation totale des leucocytes.

Pour A. Filé, il n'existe pas de parallélisme entre la courbe du nombre des leucocytes et celle de leurs formes. En général, plus la maladie est grave et plus grande est la proportion des polynucléaires.

Durant la convalescence, dans les formes à longue évolution on note presque toujours une augmentation des mononucléaires.

Besredka, ayant pour objectif de démontrer que la leucocytose est un phénomène phagocytaire, porte toute son attention sur les polynucléaires, « ces phagocytes par excellence ». Cela lui paraît d'autant plus nécessaire que dans la diphtérie et notamment dans l'intoxication rapide le parallélisme entre le nombre total des leucocytes et celui des polynucléaires n'existe guère. Les résultats qu'il obtient sont ainsi d'une netteté saisissante :

1° Dans l'intoxication par doses massives, les polynucléaires décrivent une courbe ayant la forme parabolique à maximum unique survenant 12 à 16 heures après l'inoculation. Au delà de ce maximum les polynucléaires décroissent rapidement et régulièrement jusqu'à la mort. Il existe des relations si étroites entre les variations leucocytaires et la température qu'il y a presque fusion complète entre les deux courbes ;

2° Dans l'intoxication lente tuant en plusieurs jours, la marche des polynucléaires est représentée par des courbes à oscillations assez étendues ayant pour caractères essentiels : *a)* de se maintenir toujours au-dessus du taux normal ; *b)* de ne s'interrompre à aucun moment de l'intoxication ;

3° Au cours de l'immunisation la réaction leucocytaire est très manifeste surtout pendant les premières heures et jours qui suivent l'infection. Les modifications de l'organisme qui produisent l'immunité semblent donc se trouver en relation intime avec les modifications leucocytaires.

B. — *Modifications imprimées à la leucocytose diphtérique par les injections de sérum de Roux.*

Les données expérimentales et cliniques que nous venons d'acquérir par le long exposé qui précède vont nous permettre d'apprécier les modifications imprimées à la leucocytose diphtérique par les injections de sérum. Comme tout à l'heure nous étudierons successivement les faits cliniques et les faits expérimentaux.

Gabritchewski ne paraît pas avoir été frappé par les effets du sérum, il constate seulement que chez les sujets injectés, la leucocytose s'abaisse progressivement jusqu'au chiffre normal. Il ajoute que la même diminution progressive de la leucocytose a été observée dans les cas qui ont guéri sans sérum. Les observations cliniques qui suivent sont si peu détaillées qu'il serait téméraire d'en pousser plus loin l'analyse.

Ewing, après des recherches très complètes et très bien conduites sur 18 malades, constate 15 fois une diminution considérable du nombre des leucocytes beaucoup plus accentuée dans les 25 à 40 minutes après l'injection.

Billings ne confirme pas ces conclusions : pour lui l'antitoxine ne paraît pas avoir d'influence sur la leucocytose. Il est vrai que la leucocytose diminue dans la majorité des cas, mais il en est de même dans les cas de diphtérie traités sans antitoxine. La courbe leucocytique ne paraît pas avoir atteint la normale plus tôt dans les cas traités sans antitoxine. Lorsqu'on examine le tableau synoptique résumant les observations de Billings on s'explique assez facilement ces résultats si nettement opposés à ceux d'Ewing. La plupart de ses numérations ont été faites après l'injection de sérum. Lorsqu'il a pratiqué l'examen du sang, avant puis après le sérum, il a laissé généralement s'écouler une période de 24 heures entre les deux examens. Dans 1 cas seulement la seconde numération a été faite 2 heures après le sérum, les modifications de leucocytes étaient nulles.

Schlesinger qui paraît avoir ignoré les travaux d'Ewing pratique ses numérations dans les mêmes délais et obtient des résultats très comparables aux siens. Il a suivi 24 malades. Après les injections de sérum il a observé une diminution plus ou moins considérable et plus ou moins rapide des leucocytes, diminution suivie d'une nouvelle hyperleucocytose, mais celle-ci n'atteint pas le degré de la leucocytose qui existait avant l'injection. Lorsque la dose de sérum a été modérée, cette seconde leucocytose apparaît vers le 3e jour. Dans les cas où le sérum fut injecté à dose massive en raison de la gravité de la maladie, l'hyperleucocytose existait encore le 3e jour et le nombre des globules blancs ne commença à augmenter qu'à partir du 4e ou même du 5e jour. Chez 3 malades, la première injection de sérum n'eut aucune influence ni sur l'état général ni sur l'état local; la leucocytose fut à peine modifiée, on fit alors une seconde injection et 24 heures après on constata une amélioration très nette ainsi qu'une hyperleucocytose rapide. Ces observations sont tellement caractéristiques qu'il nous a paru intéressant de les reproduire :

Nos	1re INJECTION		2e INJECTION	
	AVANT	APRÈS	AVANT	APRÈS
14	28,080	24,617	34,654	10,060
15	23,470	29,160	»	5,713
16	28,300	26,800	»	15,100

Chez le seul malade de Schlesinger qui succomba, l'injection fut suivie d'une diminution insignifiante dans le nombre des leucocytes.

Ces résultats ne sont naturellement pas d'une constance mathématique. Schlesinger a constaté l'hypoleucocytose passagère, consécutive au sérum dans les deux tiers des cas environ.

Tels sont parfaitement observés par Schlesinger les phénomènes immédiats consécutifs à l'injection de sérum. Les résultats éloignés sont moins bien décrits.

Lorsque le malade doit guérir, on voit des oscillations très marquées de la courbe des leucocytes, ce qui indique toujours une certaine tendance à la diminution de l'hyperleucocytose. Puis dans le cas où ne survient aucune complication, l'hyperleucocytose du début fait place à une hypoleucocytose et enfin les globules blancs et rouges finissent par présenter des rapports normaux entre le 8e et le 10e jour. Dans le tiers des cas le minimum de la leucocytose coïncide avec la disparition complète de l'exsudat membraneux. Souvent la disparition des fausses membranes fut plus précoce mais très rarement beaucoup plus tardive. Cette diminution de la leucocytose dans les cas heureux, ajoute Schlesinger, a été observée depuis longtemps avant l'ère du sérum, de sorte qu'elle ne présente aucune corrélation avec la sérothérapie.

Au contraire la courbe résultant de 6 examens du petit malade qui est mort montre un tracé presque horizontal et le jour de la mort (11e jour de la maladie), l'hyperleucocytose était aussi marquée que le 7e jour. Par conséquent l'hyperleucocytose qui accompagne la diphtérie reste invariable dans les cas mortels au lieu de diminuer comme dans les cas heureux. C'est le contraire qui a lieu dans la pneumonie franche et les autres maladies.

Les complications modifient naturellement l'évolution de la leucocytose ; la néphrite en particulier a une influence notable. Chez 7 malades le nombre des leucocytes augmenta vers la fin de la première semaine après avoir diminué lors de l'injection de sérum. Trois de ces malades eurent une néphrite grave tardive. Il est certain que cette néphrite doit être considérée comme la cause de l'augmentation des leucocytes. Parfois cette néphrite influençait la leucocytose au moment de son apparition, dans d'autres cas elle l'influençait pendant toute sa durée, quelquefois enfin la leucocytose n'était pas revenue à la normale, longtemps encore après la maladie.

Schlesinger ne parle pas de l'influence des autres complications (broncho-peumonie, otites, etc.), ni des éruptions de sérum.

Les rares auteurs qui ont étudié l'effet des injections de sérum antidiphtérique postérieurement à Schlesinger confirment ses résultats, c'est ainsi que d'après Filé les injections de sérum déterminent en une demi-heure de l'hypoleucocytose ;

à celle-ci succède une hyperleucocytose qui est à son maximum après 5 ou 6 heures à dater de l'injection et qui dans les cas favorables décroît rapidement. A part quelques modifications dans les délais de l'hypo et de l'hyperleucocytose, ces conclusions paraissent calquées sur celles de Schlesinger. Il en est de même de celles de Smaniotto Ettore, malgré l'invraisemblance de ses chiffres. J'ai observé, dit-il, une diminution numérique des leucocytes dans les premières 45 minutes qui suivent l'injection. Cette hypoleucocytose peut persister pendant 1 heure et demie, mais le plus souvent on voit bientôt le nombre des leucocytes présenter une augmentation plus ou moins considérable dans les cas qui se terminent rapidement par la guérison. Dans un cas de diphtérie très grave, suivie de mort, les variations du chiffre des leucocytes furent insignifiantes.

Besredka a fait quelques recherches cliniques dont il ne publie pas le compte rendu et qui, dit-il, viennent complètement confirmer celles de Schlesinger. Mais ces résultats ne lui paraissent pas suffisants, et pour les rendre plus nets, pour mieux élucider leur signification biologique, il a recours à la numération des polynucléaires seuls.

Il avait été devancé dans cette voie par Ewing qui avait constaté que l'hypoleucocytose consécutive à l'injection de sérum affectait spécialement les mononucléaires, tandis que la proportion des polynuclaires est augmentée.

Mais voyons les résultats obtenus par Besredka : sur 20 malades chez lesquels il a compté les polynucléaires avant et après le sérum, il a constaté dans plus de moité des cas une augmentation notable des polynucléaires après l'injection de sérum. Ces derniers ne cessent pas de rester plus nombreux que les mononucléaires encore pendant 5, 10 jours après la chute de la température ; ils ne reviennent à l'état normal que lorsque l'enfant est entré réellement dans la période de convalescence.

Nous avons personnellement compté les globules avant et après la première injection de sérum, chez 9 enfants, nous résumons ci-dessous les chiffres que nous avons obtenus :

NUMÉRO DE L'OBSERVATION	AVANT LE SÉRUM	TEMPS ÉCOULÉ entre les 2 NUMÉRATIONS	APRÈS LE SÉRUM	RÉSULTAT
I	31,620	7 heures	10,230	Diminution.
II	8,680	6 jours	10,230	État stationnaire.
	23,560	24 heures	13,578	Diminution.
IV	29,140	24 —	11,780	—
V	16,740	3 jours	5,890	—
X	9,989	14 heures	9,950	État stationnaire.
XI	7,750	5 —	14,190	Augmentation.
XII	13,330	24 —	10,300	État stationnaire.

En résumé, sur 8 observations, 4 fois diminution notable, 3 fois état stationnaire, 1 fois augmentation. Si l'on s'en tenait à cette statistique brute les effets du sérum sur la leucocytose diphtérique ne seraient pas très saisissants. Mais en détaillant les observations, nous arrivons à des résultats bien différents. Dans l'observation II la leucocytose était normale le jour de l'entrée de la malade, il n'est donc pas étonnant que 6 jours après, en pleine convalescence, le nombre des leucocytes ne fût pas modifié; la même remarque s'applique à l'observation X. Chez le malade n° XII la première injection n'a pas sensiblement modifié le nombre des leucocytes pas plus qu'elle n'avait modifié la température ni l'état général. Il n'en a pas été de même lors de la seconde injection, au lieu de 10,300 leucocytes par millimètre cube on n'en trouvait plus que 3,720 9 heures après; en même temps la température baissait rapidement et le malade entrait en pleine convalescence.

Cette observation ne paraît-elle pas calquée sur les observations XIV, XV et XVI de Schlesinger.

Dans les observations I, III, IV, V, le chiffre des leucocytes avant l'injection était très élevé; il s'est brusquement abaissé après l'injection, ces résultats confirment ceux de nos prédécesseurs.

Reste l'observation XI. Ici les globules blancs étaient en

nombre inférieur à la normale ; l'injection de sérum a provoqué de l'hyperleucocytose.

Donc, *en résumé,* selon l'état préalable de la leucocytose, selon qu'il y a hypoleucocytose, leucocytose normale, ou hyperleucocytose, le sérum augmente, diminue ou ne modifie pas le nombre des leucocytes. Contentons-nous de constater le fait, nous verrons plus tard à l'interpréter.

Les jours qui suivent l'injection de sérum, nous avons observé, comme Schlesinger, que la leucocytose reste élevée pendant un temps variable, avec des oscillations quelquefois assez étendues, puis elle regagne la normale.

Il est bien entendu que nous ne décrivons pour le moment que les diphtéries pures à évolution normale, sans complications, réservant pour un autre chapitre l'étude de celles-ci.

Nous avons déjà donné les raisons qui nous font préférer la numération globale des leucocytes à la numération proportionnelle des polynucléaires. Cependant dans quelques cas (Obs. XI et XII.) nous avons eu recours à celle-ci. Les résultats n'ont pas été satisfaisants, ils ne concordent guère avec ceux de Besredka, nous ne nous permettrons pas cependant de les opposer à ces derniers, en raison du petit nombre de nos observations.

Dans l'observation XII on peut voir que si, comme le signale Besredka, la proportion des polynucléaires a augmenté après le sérum, leur nombre total a diminué parallèlement au chiffre global des globules blancs. Dans l'observation XI la proportion des polynucléaires a baissé sensiblement, contrairement aux assertions de Besredka, mais leur chiffre global est resté le même ; les mononucléaires, au contraire, avaient considérablement augmenté de nombre. Ces résultats contradictoires ne nous ont pas engagé à pousser plus loin nos recherches dans la voie indiquée par Besredka.

Expérimentalement il est possible d'étudier l'influence du sérum sur la leucocytose diphtérique, par deux procédés : 1° en immunisant l'animal avant de l'infecter ; 2° en le traitant plus ou moins longtemps après l'infection. Dans le premier cas on assiste aux phénomènes qui se passent dans un organisme qui triomphera sans peine, comme c'est le cas, dans les diphtéries bénignes (v. notre observation XIV. Par le second procédé, on se place dans les conditions de la clinique courante, on intervient au milieu de la lutte pour soutenir un organisme plus ou moins défaillant.

Ce qu'on observe le plus fréquemment chez les animaux préalablement immunisés, ce sont des variations à peine sensibles dans la leucocytose (7 fois sur 9 dans les observations de Galritchewsky).

Une seule fois chez un des lapins de Galritchewsky le chiffre des leucocytes est monté de 10,800 à 23,000. Galritchewsky conclut que, chez des animaux immunisés, l'hyperleucocytose atteint son maximum huit heures après l'injection des microbes, pour disparaître complètement au bout de 24 heures. Ces faits sont intéressants lorsqu'on les compare aux modifications de la leucocytose chez les animaux non immunisés ; car ceux-ci présentent une hyperleucocytose souvent considérable (voir nos observations, cobayes 1 et 2, voir plus haut la marche habituelle de la leucocytose diphtéritique expérimentale).

Lorsqu'on traite par le sérum des animaux préalablement infectés, on obtient toujours, dit Ewing, un abaissement du chiffre des leucocytes.

Cette hyperleucocytose existe au maximum pendant les 3 à 5 heures qui suivent l'injection. Au contraire, dans les trois faits expérimentaux que nous rapportons, nous avons toujours vu le sérum augmenter légèrement le nombre des leucocytes. Nous verrons plus tard ce qu'il faut penser de ces contradictions apparentes ; mais il nous faut auparavant étudier les variations de la leucocytose dans la streptococcie traitée par le sérum de Marmorek :

2° STREPTOCOCCIE

Les variations des globules blancs dans l'érysipèle ont été étudiées avec soin par MALASSEZ. Il trouva, au début de l'affection, par rapport aux globules rouges, une légère augmentation dans le nombre des globules blancs, et, à la fin de l'éruption, une grande diminution qui s'atténue peu à peu, pour revenir au chiffre normal pendant la convalescence. Mais cette augmentation du début n'est qu'apparente ; elle tient à la diminution des globules rouges : en réalité il y a hypoleucocytose dès le début. Quant au sang des parties atteintes, examiné avec toutes les précautions nécessaires, il contient près de deux fois moins de globules blancs que celui des portions saines.

Dans le cas d'érysipèle phlegmoneux, la diminution absolue et relative des leucocytes est beaucoup plus considérable. Ces résultats infirmés d'abord par Troisier, par Vulpian et plus tard par Walter Moxon et Goodhart, ont été contrôlés de nouveau par Malassez. P. Spillmann et L. Ganzinotty ont vérifié ses assertions et adoptent ses conclusions.

D'après Hayem, le sang est d'autant moins modifié que la lésion est moins intense et moins étendue ; c'est ainsi qu'on observe des érysipèles de la face, chez les scrofuleux, par exemple, influençant à peine le sang. Cependant, il y a presque toujours dans ces cas, au moment où l'éruption atteint son apogée, une légère élévation dans le nombre des globules blancs (de 7 à 8,000). Lorsque au contraire l'érysipèle est étendu et fortement fébrile, on voit survenir une forte élévation de globules blancs qui peut se chiffrer par 12 à 20,000 éléments.

V. Limbeck et Pee confirment les recherches de Hayem ; pour eux la leucocytose est constante dans l'érysipèle de l'homme. Elle se maintient pendant la période fébrile, lorsque les streptocoques vivants sont en abondance, et aussi après la crise lorsque l'organisme renferme une masse de ces microbes morts.

Les cinq enfants chez lesquels nous avions porté le diagnostic de streptococcie présentaient, lors du premier examen, avant tout traitement, une hyperleucocytose intense (27,900, 24,800, 44,640, 48,980, 20,150). Cependant, nous verrons tout à l'heure qu'il faut éliminer l'observation n° XX, de sorte que nous n'avons en réalité observé que quatre cas, ce qui est évidemment insuffisant. Cependant la constance de nos résultats, joints à l'opinion des auteurs précédents, nous permet de conclure que, contrairement à l'opinion de Malassez, la streptococcie s'accompagne généralement d'hyperleucocytose.

Lorsqu'on procède *expérimentalement,* il faut distinguer les infections massives amenant très rapidement la mort et les injections lentes suivies de guérison, ou bien de mort dans un délai prolongé.

Les injections suivies de mort rapide s'accompagnent d'hypoleucocytose persistant jusqu'à la mort. (Lapins n°s 5 et 7).

Dans le cas d'infection lente, on assiste à une phase d'hypoleucocytose, que nous avons toujours constatée dès la première heure qui suit l'injection des cultures virulentes. Cette phase d'hypoleucocytose se prolonge plus ou moins (19 heures, Lapin n° 2; 24 heures, Lapin n° 15; 2 jours, Lapin n° 13); puis elle est remplacée par une période d'hyperleucocytose oscillante qui persiste pendant toute la durée de la convalescence. On observe enfin une nouvelle période d'hypoleucocytose dans les dernières heures qui précèdent la mort (Lapins n°s 9 et 6).

Ces résultats sont analogues à ceux qu'obtinrent C. Everard, J. Demoor et J. Massart avec les cultures mortes ou vivantes des bacilles du Hog choléra, du charbon, du tétanos, du bacillus mycoïdes et du vibrion de Metchnikoff.

Les effets de l'inoculation streptococcique ne sont plus les mêmes, lorsque l'animal a été préparé par une infection antérieure, traitée ou non par le sérum de Marmorek. Six fois, nous avons injecté ainsi une seconde ou une troisième dose de culture virulente ; le chiffre des leucocytes s'est toujours élevé notablement après l'injection que l'animal ait ou non guéri de sa nouvelle infection. (Voir Observations des lapins 10, 11, 12, 14).

Quant au lapin n° 8, qui avait reçu cinq centimètres cubes de sérum de Marmorek 48 heures avant l'inoculation, il a, comme les lapins neufs, présenté une notable hypoleucocytose à la suite de l'inoculation.

M. le Pr Chantemesse et son élève Rey ont tout récemment étudié la leucocytose au cours de l'érysipèle et à l'exemple de Besredka, ils ont pratiqué surtout la numération qualitative des différentes variétés de globules blancs. Il ressort de leurs conclusions que la courbe des polynucléaires est parallèle à celle du nombre total des globules blancs, et nous ne pensons pas que la numération qualitative des leucocytes facilite la tâche du clinicien ou de l'expérimentateur. Voici d'ailleurs les conclusions textuelles de Rey :

Première phase. — Phase d'incubation, elle ne peut être constatable qu'expérimentalement et nous n'avons pas d'éléments suffisants pour l'apprécier.

Deuxième phase. — La maladie est cliniquement confirmée. Augmentation du nombre des polynucléaires.

Diminution globale des autres éléments mononucléés et par rapport à ce qu'est la formule de l'individu sain, cette réduction porte surtout sur les lymphocytes, puis sur les petits mono. Enfin, mais très peu sur les gros mon.

Disparition des éosinophiles.

Chambre humide élevée. Type :

L. 11,000. P. 90. Gros mon. 2. Lymph. 3. Petits mon. 5. Eosinoph. 0.

Troisième phase. — La température va tomber le lendemain ; les phlyctènes s'il y en a sont vidées. Apparition des mononucléaires aux dépens des poly.

La chambre humide descend. Type :

9,000. — 80. — 12. — 3. — 5. — 0.

Quatrième phase. — Les petits mon. 0. commencent à s'accroître aux dépens des poly. eux aussi. Type :

8,000. — 76. — 12. — 9. — 9. — 0.

Cinquième phase. — Ces mêmes petits mon. empruntent les unités donc ils s'augmentent aux poly., mais aussi aux mon. Les éosinophiles, rares dans la phase précédente, apparaissent plus nombreux.

600. — 70. — 8. — 3. — 15. — 2.

Sixième phase. — Très rapidement survient la phase dernière où les lymphocytes s'accroissent aux dépens des trois autres variétés : mon. petits et gros et polynucléaires.

67. — 5. — 13. — 10. — 5.

Enfin, retour à la formule normale.

En résumé, expérimentalement, l'infection streptococcique provoque d'abord une hypoleucocytose notable qui persiste jusqu'à la mort dans les infections suraiguës, qui fait place à de l'hyperleucocytose dans les infections plus lentes. Cliniquement, nous n'avons observé que des formes relativement lentes, accompagnées par conséquent d'hyperleucocytose; la phase d'hypoleucocytose du début a échappé, soit parce qu'elle manque réellement, soit parce que les malades n'ont pas été examinés à cette période de l'infection.

Il résulte de ces différences dans la marche de la leucocytose au cours de la streptococcie clinique et expérimentale, des différences non moins notables dans les modifications apportées à la leucocytose par l'injection de sérum de Marmorek. *En clinique,* les injections ont toujours été pratiquées sur des sujets en pleine hyperleucocytose; elles ont toujours provoqué une hypoleucocytose notable, ainsi que le montre le tableau suivant:

NUMÉRO DE L'OBSERVATION	AVANT L'INJECTION	DÉLAI entre LES 2 NUMÉRATIONS	APRÈS L'INJECTION DE SERUM
XXI	24,800	17 heures	17,050
XXII	44,640	11 —	13,020
XXII *bis*	13,020	4 —	9,920
XXIII	20,150	6 —	12,710

Au contraire, chez le lapin, nous étions souvent obligé d'intervenir en pleine période d'hypoleucocytose ou de leucocytose moyenne, nous cherchions en effet à guérir nos lapins par le sérum de Marmorek, et pour arriver à ce résultat, nous savions qu'il faut l'injecter au plus tard dans le délai de six heures, lorsque les lapins ont été inoculés avec un streptocoque aussi virulent que celui que nous avons employé (1). Ceci nous explique que nos lapins, loin d'avoir de l'hypoleucocytose consécutivement au sérum, ont présenté de l'hyperleucocytose. Voici d'ailleurs le tableau qui résume ces résultats :

NUMÉRO DE L'OBSERVATION	AVANT L'INOCULATION	APRÈS L'INOCULATION	APRÈS L'INJECTION DE SÉRUM
Lapin 4	4,650	310	930
6	9,300	8,680	21,080
11	6,200	2,790	7,750
14	8,000	6,200	13,020
17	11,780	19,840	26,040

Nous avons dit tout à l'heure que les animaux inoculés pour la seconde fois échappaient à la phase d'hypoleucocytose, nous avons eu recours à ce procédé pour nous mettre dans des conditions comparables à celles de la clinique, et nos résultats ont alors été les mêmes que chez nos malades :

Lapin 11. — Avant la seconde inoculation : 13,950 globules blancs.

24 heures après la seconde inoculation : 28,450 globules blancs.

24 heures après 5 centimètres cubes de sérum de Marmorek : 3,100 globules blancs.

Cette influence prépondérante de l'état leucocytaire précédant l'injection est frappante quand on consulte l'observation du lapin n° 14 ; nous avons pu, à volonté, provoquer l'hyper et l'hypoleucocytose par le sérum de Marmorek :

31 mars	Avant l'inoculation.	L. 8,680
1er avril	Après l'inoculation, avant l'injection de sérum de Marmorek.	L. 12,400
1er avril	Une heure après l'injection.	L. 34,410
2 avril	Vingt heures après, immédiatement avant une seconde injection de sérum.	L. 57,000
2 avril	35 minutes après la seconde injection de sérum.	L. 32,240

(1) Marmorek, streptocoque et sérum antistreptococcique. *Annales Institut Pasteur*, 1895, p. 613.

Lorsque le lapin streptococcique présentait une leucocytose moyenne, le sérum de Marmorek a provoqué une hyperleucocytose très notable. Lorsqu'au contraire le sérum a été injecté en pleine période d'hyperleucocytose, il a provoqué un abaissement considérable du nombre des leucocytes.

Tels sont les effets immédiats; quant aux effets consécutifs, nous ne pouvons encore les décrire, nos observations étant en nombre insuffisant. Les enfants XXI et XXII sont morts avant que nous n'ayons eu le temps de pratiquer de nouvelles numérations; le n° XXIII mourut sept jours après l'injection du sérum de Marmorek, pendant ce temps, la leucocytose remonta sans atteindre son niveau primitif, puis elle arriva subitement au chiffre de 35,340 le lendemain d'une injection de sérum de Roux.

Notre lapin n° II, qui a guéri de sa seconde injection, présenta également une hyperleucocytose qui n'atteignit pas le niveau primitif, jusqu'au jour où une 3e inoculation fit monter les globules blancs au chiffre de 29,140.

Les autres lapins firent de l'hyperleucocytose prolongée chez ceux qui guérirent (lapins nos 14 et 11), bientôt remplacée par de l'hypoleucocytose chez celui qui mourut (lapin 6). Quant au lapin 4 qui succomba 11 heures après l'inoculation, il eut toujours une hypoleucocytose extrême.

En somme, les effets du sérum de Marmorek chez les streptococciques sont analogues à ceux du sérum de Roux chez les diphtériques, comme lui il provoque une chute rapide du chiffre des leucocytes, suivie après un temps variable d'une hyperleucocytose qui n'atteint pas ordinairement le chiffre primitif. Mais cela n'est vrai que si le sujet présente au moment de l'injection de l'hyperleucocytose; lorsqu'au contraire il est en état d'hypoleucocytose ou de leucocytose moyenne, le sérum ne modifie pas ou augmente le nombre des leucocytes.

CHAPITRE IV

RECHERCHES DE CONTROLE

L'hypoleucocytose consécutive aux injections de sérums curateurs est-elle spécifique ? Pour répondre à cette question, il nous faut éliminer : 1° l'influence des modifications physiologiques qui surviennent au cours de la maladie ; 2° l'influence des modifications pathologiques (complications, maladies surajoutées) ; 3° il nous faudra enfin démontrer que cette hypoleucocytose ne se produit que chez les individus atteints de l'affection que le sérum est destiné à combattre.

1° Les modifications de la *température, fièvre, refroidissement,* ne présentent aucun rapport constant avec la leucocytose, c'est l'opinion d'Ewing, celle de Schlesinger, il suffira de jeter un coup d'œil sur nos observations pour s'en rendre compte.

Le *shock* ne peut davantage expliquer les modifications de la leucocytose que provoque l'injection, car dans de nombreuses expériences de contrôle, nous verrons que les sérums non spécifiques n'ont pas fait varier notablement le nombre des globules blancs.

Les *phénomènes asphyxiques* paraissent également sans influence sur le nombre des globules du sang, rouges ou blancs ; c'est l'opinion de Binault qui a pratiqué des numérations avant et après la trachéotomie. D'ailleurs nous avons toujours examiné le sang après le tubage lorsque celui-ci a été nécessaire, de sorte que toute cause d'erreur due à l'asphyxie nous paraît écartée.

2° Les *complications* les plus fréquentes sont : la néphrite, la bronchopneumonie, les maladies infectieuses concomittantes (rougeole, coqueluche, scarlatine, etc.) et enfin les éruptions dues au sérum.

D'après Filé les complications rénales sont sans influence sur la leucocytose diphtérique ; mais Schlesinger a remarqué que trois malades sur sept, chez lesquels il nota à la fin de la première semaine ou au commencement de la seconde une hyperleucocytose moyenne, furent atteints de néphrite grave. Il est certain, ajoute-t-il, que cette néphrite doit être considérée comme la cause de l'augmentation des leucocytes. En effet, les fausses membranes avaient disparu, la température était normale, l'état général satisfaisant ; et cependant le nombre des leucocytes augmenta de nouveau après avoir diminué au début ; la néphrite survenait. Parfois cette néphrite modifiait la leucocytose au moment de son apparition, dans d'autres cas elle l'influençait pendant toute sa durée, quelquefois enfin l'hyperleucocytose persistait longtemps après la disparition de l'albuminurie.

La bronchopneumonie cause généralement une augmentation considérable des leucocytes d'après Ewing et Filé. Chez notre malade n° XIII nous voyons en effet la leucocytose atteindre le chiffre de 31,930.

L'influence des infections mixtes est plus discutée ; Gilbert a trouvé que dans 7 cas compliqués de suppuration, érysipèle, rougeole, etc., le nombre des leucocytes s'est notablement élevé : 19,000, 20,000, 17,000, 13,000, 25,000, 31,000, 31,000. De ces faits Gilbert conclut que des causes diverses intercurrentes ont une action manifeste sur la leucocytose et qu'elles peuvent augmenter considérablement le nombre des leucocytes, d'où la nécessité, pour apprécier le rôle joué par la diphtérie dans la production d'une leucocytose, de dégager les faits simples des faits complexes. Filé est au contraire d'avis que la leucocytose diphtérique n'est pas modifiée par les infections mixtes. Quant à nous, nous avons eu l'occasion d'observer une diphtérie compliquée de scarlatine (Ob. IX), nous avons obtenu une courbe de leucocytose très irrégulière et l'injection de sérum de Roux, loin d'abaisser le nombre des globules blancs, l'a fait monter de

13,330 à 25,100 ; 24 heures après le sérum les leucocytes étaient de nouveau retombés à 15,500, pour remonter le lendemain à 51,150.

Cinq fois nous avons pu compter les leucocytes, chez des enfants atteints d'une *éruption de sérum*. Nous avons toujours obtenu un chiffre élevé : 29,760 (Obs. I), 20,000 (Obs. VIII), 27,900 (Obs. XIII), 33,480 et 48,670 (Obs. XX). Sur ces cinq numérations, deux sont discutables parce qu'il faut tenir compte de la bronchopneumonie (Obs. XIII) et de la néphrite (Obs. XX, 1re numération) qui existaient alors en même temps que l'éruption de sérum.

Enfin, il est certain qu'un grand nombre d'autres complications que nous n'avons pas eu l'occasion d'observer peuvent plus ou moins modifier la leucocytose diphtérique. C'est ainsi qu'Engel a constaté que l'apparition d'une suppuration auriculaire faisait monter brusquement ou graduellement le nombre des éléments polynucléaires.

Il faut tenir compte évidemment de toutes ces causes d'erreur, c'est pourquoi nous n'avons pas compté dans nos statistiques les observations n° XX et n° IX.

3° Les recherches de contrôle pour étudier les effets de sérums en dehors des maladies qu'ils sont destinés à combattre ont porté sur des sujets sains et des sujets malades.

Ewing a injecté à des lapins normaux du sérum de mouton normal, du sérum de mouton additionné de camphre (agent antiseptique employé pour empêcher le sérum de s'altérer) et enfin du sérum de mouton antidiphtérique. Le sérum normal n'a pas modifié la leucocytose; les injections répétées avec le sérum camphré n'ont pas davantage produit d'effet sur le sang ; dans les mêmes conditions, exactement, l'injection de sérum de Behring (2cc,50) a notablement diminué le nombre des leucocytes, et cette hypoleucocytose a été proportionnelle à l'énergie du sérum ; cette hypoleucocytose persista 24 et même 48 heures. Galritchwesky prétend au contraire que l'injection de sérum de Roux peut augmenter le nombre des leucocytes chez les lapins, mais si l'on consulte ses observations, on constate que l'un de ses deux lapins témoins, qui n'a pas reçu de sérum du tout, présente lui aussi des modifications très étendues du nombre de ses leucocytes (de 5,800 à 10,800 alors que les lapins inocuculés présentent comme variation maxima: de 7,500 à 11.500 et de 10,000 à 18,500). Ajoutons que Galritchewsky emploie des doses de sérum très inférieures à celles d'Ewing (0,5 centimètres cubes).

Les *animaux sains* que nous avons eu l'occasion d'injecter préventivement n'ont présenté *aucune modification notable de leur leucocytose* (cobaye 1, lapins 8, 19, 20, 21).

Cobaye 1 : avant toute injection, 7,440 leucocytes ; 5 heures après une injection de 2 centimètres cubes de sérum de Roux L = 8,060.

Lapin 8: avant toute injection, 7,750 leucocytes. Une demi-heure après une injection de 5 centimètres cubes de sérum de Marmorek L = 7,440, 30 heures plus tard L = 10,230.

Seul le lapin 20 a présenté des oscillations leucocytaires légères qui peuvent s'expliquer par les traumatismes subis par l'oreille.

Billings a injecté préventivement un certain nombred'enfants, il a obtenu des résultats semblables aux nôtres, les leucocytes n'ont pas paru affectés par les injections.

D'après Filé, les enfants sains, injectés préventivement, ont une légère hyperleucocytose peu après l'injection et reviennent à la normale dans les 24 heures. Il arrive quelquefois parmi les hasards de la clinique qu'un enfant atteint d'une affection non diphtérique soit traité par le sérum antidiphtérique ; c'est le cas du malade n° IX de Galritchewsky ; l'injection a eu alors pour résultat de faire monter la leucocytose de 12,500 à 37,500.

Mya a observé des faits analogues ; il a étudié l'action du sérum de Behring sur des enfants atteints de rougeole, de rachitisme, de malaria, ou de catarrhe laryngé. Le fait le plus saillant a été l'augmentation du nombre des globules blancs, immédiatement après l'injection de sérum. Cette leucocytose est passagère et disparaît au bout de 48 heures.

Filé constate également que dans les laryngites non diphtériques, l'injection de sérum produit une hyperleucocytose légère, sans période évidente d'hypoleucocytose ; dans les cas favorables, le retour à la normale s'effectue dans les 24 heures.

Personnellement nous avons injecté à des lapins streptococciques du sérum de cheval normal stérilisé (lapin n° 9) et du sérum de Roux (lapin n° 10, deux injections). Les modifications de la leucocytose ont été insignifiantes.

Il nous reste quelques mots à ajouter sur les modifications que subit le nombre des globules rouges dans les différentes circonstances qui précèdent. Cette étude beaucoup moins intéressante que celle de la leucocytose a été généralement négligée. Hayem a démontré que les fièvres éruptives diminuent le nombre des globules rouges, c'est ainsi que dans la scarlatine la déglobulisation peut être estimée à environs 1 million, dans la rougeole, l'état du sang est en général moins influencé, la déglobulisation atteint rarement 4 à 500,000. Quant à la néphrite elle s'accompagne d'une diminution des globules rouges, proportionnelle au degré de cachexie de l'individu. Toutes ces complications peuvent naturellement faire varier dans des limites assez étendues le nombre des hématies chez les diphtériques.

Lorsque nous avons injecté des sérums curateurs à des animaux sains (lapin n° 8, cobaye n° 1) le chiffre des globules rouges s'est abaissé dans des proportions très légères ; Billings, opérant de même sur l'homme, a également observé une réduction numérique, très modérée dans la moitié des cas, l'hémoglobine suivant la même proportion.

Lorsque nous avons traité des lapins streptococciques par des sérums autres que le sérum antistreptococcique (lapins n°s 9 et 10) les résultats ont été variables ; diminution légère avec le sérum de cheval normal, augmentation modérée avec le sérum de Roux. Mya qui injectait du sérum de Behring à des enfants atteints de rougeole, rachitisme, malaria, catarrhe laryngé, a constaté une diminution des globules rouges immédiatement après l'injection de sérum.

En résumé : 1° Il faut, lorsqu'on veut étudier l'action des sérums curateurs sur les globules sanguins, se mettre à l'abri des causes d'erreur que pourraient produire les modifications physiologiques ou pathologiques indépendantes de l'infection contre laquelle est dirigée la sérothérapie. 2° Les expériences de contrôle paraissent démontrer que *l'action des sérums de Roux et de Marmorek sur la leucocytose diphtérique et streptococcique est bien spécifique.* Elle ne se produit pas lorsque les mêmes sérums sont injectés à des animaux sains ou à des animaux atteints d'affections indépendantes du bacille de Löfler ou des streptocoques; elle ne se produit pas davantage lorsqu'on injecte des sérums normaux non antitoxiques à des animaux soit sains, soit diphtériques, soit streptococciques.

CHAPITRE V

ESSAI D'INTERPRÉTATION DES FAITS CLINIQUES ET EXPÉRIMENTAUX

1° GLOBULES BLANCS

L'interprétation des faits que nous venons d'exposer dans les chapitres précédents est des plus délicates et nous serons souvent obligés de nous contenter d'hypothèses. Pour les établir le plus solidement possible, nous allons préalablement passer en revue les différentes théories de la leucocytose et tâcher de nous arrêter à la plus satisfaisante. Ceci fait, il nous faudra encore tâcher d'élucider le mécanisme de l'action thérapeutique des sérums. Ce n'est qu'après ces chapitres préliminaires, que nous pourrons aborder l'étude de l'action particulière des sérums de Roux et de Marmorek sur les leucocytes.

Les théories ne manquent pas, lorsqu'il s'agit d'interpréter les modifications de la leucocytose ; nous sommes obligés de nous limiter et de ne signaler que les principales :

Von Limbeck considère que la leucocytose a les plus intimes relations avec la lésion locale. Il a trouvé que lorsqu'on injecte des toxines microbiennes il s'ensuit une réaction proportionnelle à la dose injectée ; lorsque la dose est suffisante, la réaction des tissus est plus prononcée et l'hyperleucocytose survient. Il n'explique pas quelle est cette réaction mais pense cependant que l'action chimiotactique y joue un rôle. Lowett Morse juge sévèrement cette théorie ; en effet Von Limbeck n'a pas observé l'hypoleucocytose qui a été signalée depuis. Cela tient à ce qu'il ne pratiquait aucun examen avant 48 heures. En outre d'autres observateurs, en particulier Goldscheider et Jacob, ont provoqué une hyperleucocytose marquée par l'injection sous-cutanée d'extrait d'organes, sans produire aucune tuméfaction, ni aucun exsudat local.

Schultz, expérimentant avec des cultures et des protéines microbiennes, arrive à cette conclusion que le nombre des leucocytes reste invariable. Leurs variations apparentes seraient dues simplement à leur répartition inégale dans les vaisseaux sanguins. Pendant l'hypoleucocytose les vaisseaux périphériques sont pauvres en leucocytes mais ceux du centre sont très riches ; une répartition inverse caractérise l'hyperleucocytose. Des recherches consécutives ont prouvé en effet que les leucocytes sont plus abondants dans les vaisseaux périphériques que dans les vaisseaux profonds ; mais cette inégale distribution des globules blancs est physiologique et la proportion est toujours la même que l'individu soit en état d'hyper ou d'hypoleucocytose. En outre Goldscheider et Jacob en perfectionnant la technique de Schultz ont modifié complètement les résultats de ses expériences, ils ont montré que les leucocytes accumulés dans les capillaires pulmonaires y restent, qu'ils augmentent même de nombre durant le stade d'hyperleucocytose ; qu'il y a par conséquent non pas déplacement des globules blancs, mais augmentation réelle, absolue de leur nombre.

Rohmer, d'après ses travaux et ceux de Buchner, pense que les protéines microbiennes introduites dans la circulation provoquent : 1° une multiplication des globules blancs portant exclusivement sur le sang veineux ; 2° un appel des leucocytes préexistants dans les organes hématopoïétiques, en vertu de l'action chimiotactique.

Examinons successivement ces deux propositions :

1° Rieder, Lowit, Goldscheider et Jacob n'ont trouvé aucune différence entre le sang des artères et celui des veines. D'autre part si l'hyperleucocytose est due à la néoformation des globules blancs, les formes nouvelles devraient être des formes jeunes. Or en réalité voici ce qu'on observe : pendant l'hypoleucocytose les lymphocytes prédominent, pendant l'hyperleucocytose ce sont les polynucléaires qui sont de beaucoup les plus nombreux. Il faudrait donc admettre que ces polynucléaires dérivent des lymphocytes, ce qui n'est pas encore démontré. D'autre part lorsqu'on considère la rapidité avec laquelle s'effectue quelquefois l'hyperleucocytose (voyez observation du lapin n° 14, de 12,400 à 34,410 en 35 minutes), il paraît peu vraisemblable qu'une pareille prolifération des leucocytes puisse se produire en un temps aussi court. Goldscheider et Jacob ajoutent qu'un certain nombre des cellules nouvelles sont des éosinophiles, et sont par conséquent de vieilles cellules qui existaient préalablement dans la moelle osseuse d'où elles sont sorties, grâce à l'action chimiotactique des produits injectés.

2° La seconde partie de la théorie de Rohmer et Buchner, c'est-à-dire l'influence de l'action chimiotactique sur les leucocytes préformés, paraît plus acceptable ; mais Buchner allant plus loin veut rechercher quelle est la substance douée d'action chimiotactique.

Il arrive à cette conclusion que la chimiotaxie ne peut être provoquée que par des bactéries mortes dont le contenu serait dissous dans le liquide ambiant ; il faut pour que la sensibilité chimiotactique s'exerce, que les leucocytes soient mis en présence des substances protéiques.

Or Metchnikoff et Besredka, « voulant prouver que la sensibilité chimiotactique positive aussi bien que négative n'a rien à voir avec la préexistence des protéines, ont eu l'idée d'étudier les réactions des leucocytes vis-à-vis de l'acide arsénieux ». Besredka a établi de la façon la plus nette que les leucocytes réagissent vis-à-vis de l'acide arsénieux absolument comme vis-à-vis de n'importe quelle substance protéique de Buchner. D'autre part Metchnikoff a depuis longtemps démontré que la mort des bactéries n'était nullement une condition nécessaire pour que l'action chimiotactique entre en jeu.

D'après Lowit l'hypoleucocytose et l'hyperleucocytose sont deux processus inséparablement liés ; le second survenant comme résultat du premier et étant impossible sans lui. Le mécanisme est le suivant : lorsqu'on introduit dans le sang certaines substances (hémialbumose, protéines bactériennes, peptone, acide nucléique, etc.), on détermine la destruction d'un certain nombre de globules blancs, une « leucolyse ». Cette leucolyse se traduit naturellement par une hypoleucocytose. Consécutivement se produit un afflux de jeunes leucocytes provenant des organes hématopoïétiques, ces leucocytes jeunes dépassent en nombre les leucocytes détruits, de là hyperleucocytose.

Goldscheider et Jacob ont pu cependant, par des injections répétées de petites doses, produire une hyperleucocytose sans hypoleucocytose préalable. Ils ont montré, en pratiquant l'autopsie d'animaux tués au stade d'hypoleucocytose, que les leucocytes étaient accumulés dans les capillaires du poumon et non détruits. Ce fait avait d'ailleurs été signalé déjà par Borrel, Werigo et Tchistowitch. Enfin ce dernier auteur, mélangeant du sang avec une solution de peptone à 1 pour 100 (solution capable de provoquer une hypoleucocytose), n'a jamais observé de destruction des leucocytes.

Il semble donc que la leucolyse, si elle existe, ne joue qu'un rôle accessoire dans l'hypoleucocytose et surtout dans l'hyperleucocytose.

Pour Goldsheider et Jacob c'est à la chimiotaxie qu'il faut demander l'explication des variations leucocytaires : pendant le stade d'hypoleucocytose la chimiotaxie est négative, les leucocytes sont repoussés dans les capillaires pulmonaires ; au contraire, l'hyperleucocytose est due à l'action irritative et attractive exercée sur les organes hématopoïétiques ; les globules blancs préformés sont mis en liberté, des leucocytes jeunes sont néoformés et versés à leur tour dans le torrent circulatoire.

C'est à cette même théorie de la chimiotaxie défendue depuis si longtemps par Metchnikoff que se rattachent également Lowett Morse et la plupart de ceux qui ont récemment étudié la leucocytose.

*
* *

Mais il ne suffit pas d'avoir constaté les modifications de la leucocytose, il ne suffit pas de les avoir expliquées par la chimiotaxie négative et positive, il faut encore pousser plus loin l'analyse et se demander quel est le but de ces réactions leucocytaires.

A. — La chimiotaxie négative est peut-être destinée à mettre momentanément à l'abri les leucocytes contre l'action destructive de certaines substances, elle leur permettrait de s'habituer progressivement à leur présence, et n'est d'ailleurs qu'un phénomène passager. En outre il est possible qu'un certain nombre de leucocytes soient détruits réellement, c'est l'avis de Lowit, auquel se rattache en partie Besredka : « la chimiotaxie néga-« tive se traduit par la fuite des leucocytes qui vont se cacher « dans les capillaires des différents organes, notamment des « poumons et du foie. A côté de ces leucocytes, il y en a peut-« être d'autres qui subissent une leucolyse (1) ».

Everard Massart et Demoor attribuent l'hypoleucocytose à ce fait que les globules blancs après avoir englobé les bactéries ou leurs toxines, les emportent dans les organes (foie, rate, etc.).

B. — La chimiotaxie positive est évidemment une réaction de défense de l'organisme, mais par quel mécanisme les leucocytes exercent-ils cette défense. C'est ici que les théories et les hypothèses prennent un nouvel essor (2).

Buchner, en 1894, tout en admettant le rôle phagocytaire des leucocytes, émet la théorie des « alexines ». Il désigne ainsi les produits solubles sécrétés par les leucocytes et capables de détruire les microbes. Pour démontrer l'existence de cette sécrétion, il s'appuie sur ce fait que les leucocytes frappés dans leur vitalité par la congélation, fournissent un liquide bactéricide bien qu'ils ne soient plus capables de fonctionner en tant que phagocytes. Il faut avouer cependant que la congéla-

---

(1) Rappelons qu'Holtzmann, dans un travail récent, attribue l'hypoleucocytose à la destruction des leucocytes dans la rate. Elle ne se produirait pas en effet chez les animaux auxquels on a enlevé la rate.

(2) Nous empruntons la plupart des détails qui vont suivre aux excellentes revues critiques de M. Bésrédka, in *Annales Pasteur*, 1897 et 98.

tion en tuant le protoplasma a pu rendre propres à la diffusion des substances qui ne le seraient pas à l'état normal. Aussi, d'après Metchnikoff, le fait de la présence de substances bactéricides dans les humeurs ne peut nullement être considéré comme relevant de la fonction physiologique des leucocytes, il s'agit là d'un phénomène pathologique lié à la souffrance des leucocytes, à la phagolyse.

Signalons seulement la tentative infructueuse de Hankin et Kanthack qui ont voulu établir que les granulations éosinophiles étaient la partie bactéricides des globules blancs ; celles de Vaughan et Kossel qui ont fait jouer le même rôle aux nucléines ou à l'acide nucléique.

Jacob, que nous avons vu tout-à-l'heure se rallier à la doctrine chimiotactique, attribue aux leucocytes ainsi mobilisés les fonctions suivantes : il pense que dans les organes hémato-poïétiques il existe à côté des leucocytes des substances particulières qui y sont accumulées et qui sont transportées dans le torrent circulatoire par les leucocytes chaque fois que ces derniers s'y trouvent attirés en raison de leurs propriétés chimiotactiques ; dès que ces substances arrivent dans le sang, elles quittent les leucocytes et c'est alors qu'elles entrent en fonction : devenues libres, ces substances se portent sur les endroits menacés pour engager une lutte avec les bactéries ou bien avec leurs produits.

Les expériences que rapporte Jacob à l'appui de sa théorie, sont des moins probantes. D'autre part, ainsi que le fait remarquer Besredka « Jacob attribue aux leucocytes un rôle de « voiture, le rôle primordial, celui de médecin de l'organisme, « est échu à des substances inconnues. Or, il semble étrange « que le médecin subordonne l'accomplissement de ses devoirs « à l'état de sa voiture ; car lorsque les leucocytes, en raison « de leur chimiotaxie négative, restent enfermés dans l'intérieur « des organes, les substances de Jacob sont réduites à une « impuissance très fâcheuse pour l'organisme, puisqu'elles ne « peuvent se déplacer sans le concours bienveillant des leuco- « cytes. »

Lowit, en 1897, admet, comme ses prédécesseurs, que les leucocytes sont les producteurs de substances bactéricides, et pour le démontrer il tente de préparer un extrait de leucocytes ; tentative qu'avaient d'ailleurs essayée Jacob et Buchner. Il isole les leucocytes et les triture avec une fine poudre de verre jusqu'à ce que le mélange ne présente plus à l'examen microscopique de cellules intactes. Le liquide ainsi obtenu manifeste un pouvoir bactéricide très net. Mais dans un mémoire ultérieur, M. Schattenfroh déclare que la substance bactéricide en question provient, non des globules blancs, mais de la poudre de verre ayant servi à leur trituration.

Schättenfroh, à son tour, prépare un « extrait » des leucocytes en les chauffant dans la solution physiologique pendant une demi-heure ou bien en laissant macérer pendant deux à trois heures les cellules triturées dans la même solution à 37°. En outre, il étudie les leucocytes en les plaçant dans un milieu indifférent (solution physiologique), après des centrifugations suivies de lavages à l'eau physiologique, il obtient des leucocytes qu'il considère comme exempts de toutes substances étrangères et ayant conservé leurs mouvements amiboïdes.

C'est avec ces leucocytes ainsi préparés que Schattenfroh pense avoir réussi à démontrer que ce sont les leucocytes qui emmagasinent les substances bactéricides, que ce sont eux qui confèrent au sérum son pouvoir bactéricide. D'après lui le passage de ces substances dans le sérum s'effectue après la mort des leucocytes qui d'ailleurs peut survenir dans l'organisme même dans les conditions physiologiques. Il n'admet pas la sécrétion leucocytaire ; la théorie des alexines, telle que la conçoit Buchner.

Dans un mémoire tout récent, Loewy et Richter concluent de même que ce sont les produits de sécrétion ou de décomposition des globules blancs qui représentent les agents protecteurs de l'organisme contre les microbes ou leurs toxines.

Besredka enfin, dont les travaux sur la leucocytose sont des plus importants, se montre toujours partisan convaincu de la théorie digestive, phagocytaire, émise depuis 14 ans par

Metchnikoff et qui reste en somme à peu près intacte. « Le pouvoir bactéricide, conclut Besredka, n'est qu'une des phases peut-être multiples de la digestion intra-cellulaire qui, elle, est véritablement le phénomène dominant de la vie du leucocyte. »

*
* *

La doctrine phagocytaire nous fournit donc l'explication satisfaisante et logique des variations leucocytaires qu'on observe au cours des maladies infectieuses en général ; or les recherches spéciales faites sur le mécanisme et le but des variations leucocytaires au cours de la diphtérie, sont bien d'accord avec les conclusions générales que nous venons d'adopter.

Lowett Morse, dans un excellent travail datant de 1895, a montré que l'hyperleucocytose diphtérique se produit sans inflammation locale ni exsudat, contrairement à l'opinion de von Limbeck. Expérimentalement, l'hyperleucocytose est toujours précédée d'hypoleucocytose. L'augmentation du nombre des leucocytes dans les capillaires pulmonaires durant l'hypoleucocytose est en contradiction avec la théorie de la leucolyse de Lowitt.

Ensuite Lowett Morse, en démontrant l'absence de l'augmentation du nombre des globules blancs dans le foie et le rein durant l'hypoleucocytose et la persistance de leur augmentation dans les capillaires pulmonaires durant l'hyperleucocytose, a infirmé la théorie de Schultz sur le déplacement des leucocytes.

Lowett Morse ne signale qu'une petite différence entre ses résultats et ceux de Goldscheider et Jacob. Il a trouvé moins de leucocytes dans les capillaires pulmonaires durant l'hyperleucocytose que pendant la phase d'hypoleucocytose ; mais, comme le chiffre des leucocytes pulmonaires reste plus élevé qu'à l'état normal, il est évident qu'une partie seulement des globules blancs a pu retourner dans la circulation générale pendant le stade d'hyperleucocytose.

Celle-ci est donc due en grande partie à de nouvelles arrivées de leucocytes, provenant des organes hématopoiétiques.

Le rapport des variations leucocytaires avec la réaction locale a été étudié par Galritchewsky, il a constaté, en pratiquant des inoculations dans la chambre antérieure de l'œil de lapin, que le degré de la leucocytose générale n'est pas proportionnel au degré de la leucocytose locale ; c'est-à-dire d'émigration des leucocytes dans la chambre antérieure de l'œil, et d'infiltration purulente du tissu de l'iris. Ce fait s'expliquera facilement si l'on se rappelle que les leucocytes n'ont pas seulement pour but de phagocyter les microbes, au niveau du foyer d'infection, mais qu'ils ont encore à lutter contre les produits toxiques en circulation dans le sang.

En d'autres termes, comme le dit Ewing, la leucocytose de la diphtérie mesure exactement la réaction systématique contre les produits toxiques circulant dans le sang et absorbés au niveau du foyer d'infection.

Les recherches expérimentales sur les effets de la toxine diphtérique sur les organes hématopoiétiques confirment ces théories.

Trambusti a montré que les éléments lymphatiques cellulaires de la moelle des os dans les premières périodes de l'infection diphtérique ou à la suite d'injections de toxines diphtériques à doses vaccinantes présentent des modifications de structure qui indiquent une exagération de l'activité fonctionnelle de ces éléments. Cette exagération d'activité porte également sur la fonction de reproduction. Elle diminue ou s'éteint avec les progrès de l'infection, par suite de l'accumulation dans l'organisme malade d'une plus grande quantité de substances toxiques qui, agissant à petites doses comme excitants des fonctions cellulaires, finissent par les paralyser fonctionnellement.

Roger et Josué ont montré, l'année suivante, que la toxine diphtérique provoque une rapide prolifération de la moelle osseuse et que ce sont les gros et moyens medullocèles qui prennent la part la plus active à cette prolifération.

C.-S. Engel montre à la même époque que le sang des diphtériques ne présente ni les caractères de la leucocytose, ni ceux de la leucémie, on pourrait le définir une myélocythémie consécutive à la diphtérie.

M. Labbé a montré par des expériences très nettes que des

phénomènes analogues se produisent du côté des ganglions lymphatiques ; il semble donc, en somme, que la théorie chimiotactique et phagocytaire suffisent à expliquer d'une façon générale la marche de la leucocytose diphtérique clinique et expérimentale. Cependant, il existe quelques points de détail que n'explique guère la théorie phagocytaire, d'après Nicolas et Courmont et nous-même.

1° Dans l'intoxication rapide par des doses massives de toxine diphtérique, le lapin ne présente jamais d'hypoleucocytose ; c'est le plus souvent une hyperleucocytose très légère, et plus rarement une hyperleucocytose extrêmement élevée qui traduit la réaction de l'organisme à l'intoxication.

2° Galritchewsky a montré que les inoculations entraînant la mort sont suivies d'une hyperleucocytose qui augmente progressivement jusqu'à la mort.

Nicolas et Courmont ont constaté aussi que lorsque l'hyperleucocytose se produit, son maximum se présente peu de temps avant la mort.

En clinique, nous avons constaté souvent cette hyperleucocytose chez des sujets qui sont morts peu après notre numération (v. Obs. XV, XIII).

Cette marche de la leucocytose diffère notablement de celle qu'on observe dans certaines maladies, dans la pneumonie par exemple. Dans cette affection, l'hyperleucocytose est généralement d'un pronostic favorable, l'hypoleucocytose indique au contraire que les leucocytes sont incapables de résister à l'infection, que le malade va succomber.

Besredka a tenté d'expliquer ces divergences par des variations de l'équilibre leucocytaire, qui se produisent au cours de la diphtérie ; si l'on se borne alors à compter la proportion des polynucléaires, on constate qu'en réalité ils diminuent si la maladie doit se terminer par la mort. Nous avons déjà indiqué pourquoi la méthode de Besredka nous paraît défectueuse, nous ajouterons que même en employant les mêmes procédés que lui, nous sommes arrivés cliniquement à des résultats différents (v. Obs. XV, XIII).

En réalité, ces exceptions à la règle générale sont jusqu'ici à peu près inexplicables, et pour le moment il ne faut pas demander à la théorie plus qu'elle ne peut donner ; mais la grande loi de Metchnikoff subsiste :

« Il y a toujours leucocytose, c'est-à-dire manifestation de la « propriété chimiotactique, précisément dans la période de la « plus grande prolifération des microbes, et au contraire dimi- « nution de la leucocytose au moment de la mort des bactéries « pathogènes ». Mais on ne peut jusqu'ici prétendre imposer à la leucocytose des lois mathématiques sans exceptions, les altérations des viscères des centres nerveux surtout pourraient peut-être les expliquer. Pour le moment, nous sommes forcés de nous contenter de l'interprétation, peu satisfaisante il est vrai, de Nicolas et Courmont : dans l'intoxication massive, l'organisme véritablement sidéré par le poison, ou bien ne réagit pas, ou bien réagit d'une façon demesurée.

*
* *

Nous passons maintenant au second chapitre préliminaire, c'est-à-dire à l'étude du mode d'action des sérums.

Les sérums thérapeutiques peuvent favoriser la guérison :

1° En neutralisant les poisons microbiens (action antitoxique) ;

2° En entravant la reproductivité des microbes, ou en diminuant leur virulence (Maurel) (action bactéride) ;

3° En stimulant les cellules phagocytaires (théorie de la stimuline), ou en produisant une modification du sérum, rendant la phagocytose possible (Théorie de Denys et Leclef) (1) ;

4° En stimulant l'activité des cellules qui ont pour fonctions de sécréter les antitoxines.

Si l'on admet avec Buchner, Lœwy et Richter que les cellules chargées de sécréter l'antitoxine sont les leucocytes, on comprendra facilement que la deuxième et la troisième théo-

(1) Dᴇɴʏs. Congrès de Moscou. *Méd. Mod.*, 1897, p. 573.

rie s'accommodent des mêmes modifications de la leucocytose. Pour l'une et l'autre, le sérum agirait en augmentant le nombre des cellules utiles, c'est-à-dire le nombre des leucocytes. Pour Besredka par exemple, le sérum doit agir en augmentant le nombre des leucocytes utiles, c'est-à-dire des polynucléaires.

Au contraire, si l'on se rattache à la théorie antitoxique pure, le sérum, en neutralisant directement la toxine, doit avoir pour effet de ramener la leucocytose à un taux voisin de la normale. Mais cette théorie de la neutralisation directe des toxines admise par Behring, Kanthak et Ehrlich, a été très discutée, surtout en France. Cependant les récents travaux de Martin et Cherry viennent de lui apporter un nouvel appui. Ils peuvent se résumer ainsi :

La toxine diphtérique filtrée à travers la gélatine, conserve, quoique atténuée, ses propriétés toxiques, l'antitoxine, au contraire, ne filtre pas ; il y a donc là un moyen physique de les séparer. Ceci donné, voici comment ils procèdent. Ils mêlent une solution de toxine contenant, par centimètre cube, huit fois la dose mortelle par kilogramme de cobaye, avec assez d'antitoxine pour neutraliser plus que complètement toute la toxine. Ils laissent en contact deux heures à 30 degrés et filtrent dans le filtre à gélatine. Ils injectent alors à des cobayes des doses du liquide filtré, représentant trente-deux fois la dose mortelle. Les cobayes n'eurent ni accidents généraux ni accidents locaux, Martin et Cherry en concluent qu'il y a, sans aucun doute, une action directe de l'antitoxine sur la toxine.

En réalité, les deux processus phagocytaires et antitoxiques ne sont pas aussi formellement opposés ; il est possible que le sérum neutralisant directement les toxines déjà formées, ou bien entravant la vitalité des microbes, permette en outre à l'organisme de mettre en jeu ses propres forces ; il peut donc stimuler la phagocytose et par conséquent relever le taux d'une leucocytose jusque-là insuffisante.

Les ingénieuses expériences de Denys et Leclef apportent un solide point d'appui à cette hypothèse. Ils préparent : 1° un sérum de lapin normal dans lequel ils émulsionnent des leucocytes du même animal; 2° du sérum de lapin vacciné tenant en suspension des leucocytes de lapin également vacciné.

Si dans ces deux milieux on ajoute une quantité convenable et égale de streptocoques virulents, on voit ceux-ci échapper à la phagocytose dans le tube fourni par le lapin normal et pulluler avec une rapidité telle qu'ils deviennent une culture en quelques heures de temps, tandis que dans le tube provenant du lapin vacciné, ils sont englobés par les leucocytes et ne parviennent pas à se multiplier aussi longtemps que les leucocytes restent vivants.

Comment expliquer cette différence?

Une première hypothèse qui se présente est la suivante : sous l'influence de la vaccination, les globules blancs acquièrent une propriété nouvelle, celle de phagocyter les streptocoques. C'est l'interprétation la plus simple, mais ce n'est pas la vraie et voici pourquoi : si cette propriété est vraiment inhérente aux leucocytes, il faut que ceux-ci continuent à englober les streptocoques lorsque, au lieu de les laisser agir dans le sérum de lapin vacciné, on les introduit dans du sérum de lapin normal.

Or dans l'expérience ainsi modifiée, les leucocytes du lapin vacciné ne se distinguent plus en rien des leucocytes du lapin normal; par contre, les leucocytes de ce dernier mis dans le sérum de lapin vacciné exercent une phagocytose aussi énergique que les globules du lapin immunisé dans le sérum du même.

*
* *

Nous admettrons donc que les sérums de Roux et de Marmorek agissent probablement en neutralisant les toxines microbiennes et en rendant la phagocytose possible lorsqu'elle était insuffisante. Voyons si cette doctrine nous fournit une interprétation satisfaisante des variations leucocytaires consécutives aux injections de sérum de Roux et de Marmorek.

Le plus souvent mais non toujours, le sérum provoque un abaissement prononcé du chiffre des leucocytes; cela s'observe presque constamment, lorsque le sujet avait préalablement de l'hyperleucocytose. Le fait avait déjà été constaté pour le sérum antidiphtérique et interprété de différentes façons. L'action du *shock* ne peut guère être invoquée, étant données la faible dose injectée et l'absence d'hyperleucocytose chez les sujets normaux injectés préventivement.

L'hyperleucocytose consécutive aux injections de sérum ne doit pas non plus être rapprochée des hypoleucocytoses que l'on observe à la suite des injections de substances toxiques microbiennes ou chimiques, car dans ce cas, la diminution porte surtout sur les *polynucléaires*, contrairement à ce qu'on observe à la suite des injections de sérum. En outre, l'hypoleucocytose devrait être un fait constant, ce qui est loin d'être vrai.

Certains auteurs, s'appuyant sur ce fait que les sérums antitoxiques augmentent les polynucléaires et diminuent les mononucléaires, pensent qu'un certain nombre de mononucléaires sont transformés en polynucléaires, de façon à augmenter le pouvoir phagocytaire du sang. Mais il faudrait d'abord démontrer que les polynucléaires dérivent des mononucléaires, et d'autre part, cette hypothèse ne nous expliquerait pas la diminution, quelquefois si considérable, du chiffre total des leucocytes, qui devrait rester fixe, puisqu'il y aurait seulement des modifications proportionnelles des différentes formes leucocytaires.

Pour Ewing, il est évident que l'hypoleucocytose produite par l'antitoxine est due à une action chimiotactique négative résidant dans le principe immunisant contenu dans le sérum. Mais il ne s'explique pas davantage sur le mécanisme de cette action chimiotactique, il la distingue seulement de l'hypoleucocytose toxique ainsi que nous l'avons dit. Cette hypothèse le conduit d'ailleurs à cette conclusion singulière et nullement d'accord avec les faits cliniques, qu'il faut s'abstenir d'injecter à la fois de fortes doses de sérum, afin de ne pas provoquer une hypoleucocytose trop considérable, qui pourrait avoir des conséquences funestes.

D'autre part, la théorie d'Ewing n'expliquerait nullement les cas où l'hypoleucocytose fait défaut, ou bien est remplacée par de l'hyperleucocytose.

Quelques auteurs ont attribué l'abaissement de la leucocytose générale à une fixation d'un grand nombre de leucocytes au niveau du foyer d'infection ; cet afflux local des leucocytes serait provoqué par l'injection de sérum, celui-ci ayant pour effet de stimuler la phagocytose. Isaef, Cantacuzène, ont observé en effet que l'afflux local des leucocytes après l'injection intrapéritonéale de vibrions cholériques est plus considérable chez les animaux traités par le sérum préventif que chez les animaux non immunisés. Galritchewsky a montré aussi que la réaction leucocytaire locale est plus accusée chez les animaux immunisés. Enfin cliniquement, MM. Mery et R. Petit ont constaté par l'examen histologique avant et après l'injection, « un dévelop- « pement de la leucocytose qui s'accentuait au fur et à mesure « qu'on s'éloignait du moment de l'inoculation : elle était tou- « tefois plus marquée dans les membranes qui avaient déjà « subi l'action du sérum.

« Cet afflux de leucocytes s'effectuait dès l'apparition de la « moindre parcelle membraneuse à la surface des muqueuses ; « il augmentait si le traitement sérique avait été institué, quelle « que soit l'issue de la maladie ».

En ajoutant à la théorie précédente que l'afflux local des leucocytes est dû à la neutralisation de la toxine diphtérique, laquelle entravait la phagocytose, soit par son action chimiotactique, soit par son action sur le système nerveux et l'état général, nous arrivons progressivement à l'hypothèse suivante qui nous paraît être la plus logique :

Le sérum neutralise la toxine ; il facilite ainsi la phagocytose. Chez les sujets qui présentent une hyperleucocytose notable au moment de son injection, il provoque presque toujours un abaissement considérable du nombre des leucocytes ; ce fait s'explique : 1° pour une part très minime par un afflux de leucocytes au niveau de la lésion ; 2° par la retraite des leucocytes hors de la circulation générale, où ils avaient jusque-là à lutter contre les toxines en circulation.

Cette hypothèse s'accorde bien avec les faits très significatifs dans lesquels l'hypoleucocytose ne survient qu'après la deuxième injection ; la première n'ayant pas été suffisante.

D'autre part nous avons vu que, les jours suivants, on observe souvent une nouvelle ascension du chiffre leucocytaire, qui n'atteint généralement pas le niveau primitif ; ce fait n'a rien de surprenant ; l'antitoxine n'a pas pour effet de détruire brusquement tous les microbes pathogènes, ceux-ci persistent encore longtemps au niveau de la lésion locale ; ils continuent à sécréter leurs toxines : il n'est donc pas étonnant que la lutte continue, et que de nouvelles poussées leucocytaires surviennent.

Enfin, quelquefois l'injection de sérum est suivie d'hyperleucocytose, ce fait s'observe surtout lorsque la leucocytose était jusque-là normale ou inférieure à la normale. Ici encore la doctrine se montre d'accord avec l'observation ; la neutralisation de la toxine facilite la phagocytose, jusque-là insuffisante ou nulle. Les leucocytes sont alors lancés dans le torrent circulatoire et continuent à y circuler jusqu'à ce qu'ils soient en nombre suffisant au niveau de la lésion locale et jusqu'à ce que toute la toxine en irculation soit neutralisée.

2° GLOBULES ROUGES

S'il est difficile d'interpréter les modifications de la leucocytose sous l'influence des sérums curateurs, il est à peu près impossible, avec les données actuelles, d'expliquer les effets immédiats de ces mêmes sérums sur les globules rouges. Nous avons vu que ces effets étaient très variables, selon la nature du sujet, l'état antérieur du malade, etc.

La seule conclusion précise est que les sérums curateurs diminuent ou suppriment plus ou moins rapidement les altérations globulaires quantitatives ou qualitatives des globules rouges. Quant à l'hypoglobulie qui suit quelquefois immédiatement leur injection, elle a été attribuée par Mya à une diminution des globules rouges, par afflux de lymphe. Tout se résumerait donc en une action lymphagogène du sérum de cheval introduit par la voie hypodermique. Mais Winternitz a montré que la ligature du canal thoracique empêchant l'arrivée de la lymphe dans le sang n'empêche pas les modifications de la leucocytose sanguine. Or, c'est en se basant sur les variations proportionnelles des leucocytes et des hématies, que Mya avait formulé l'interprétation précédente. D'ailleurs l'hypoglobulie est loin d'être constante, souvent les injections de sérum provoquent une hyperglobulie passagère. Smaniotto Ettore attribue ces grandes variations du chiffre des globules rouges à des phénomènes vaso-moteurs.

Grawitz a tenté de résoudre la question pour l'expérimentation : il a injecté du sérum sanguin dans les veines de lapins et de chiens. Il a noté consécutivement une dilution du sang par attraction de l'eau des tissus et de la lymphe et une augmentation correspondante de la sécrétion rénale. Les injections sous-cutanées de sérum ont agi d'une façon identique, mais plus lente.

En examinant le sang des diphtériques traités les uns avec les autres sans le sérum, il a constaté la même hydrémie qui, après un délai de dix ou douze heures, est remplacée par une diminution, temporaire aussi, de la proportion d'eau du sang.

Grawitz et Mya professent donc des opinions analogues et font jouer un grand rôle à l'action des sérums sur la lymphe, mais cette interprétation, outre qu'elle est combattue par les expériences de Winternitz, paraît bien peu satisfaisante lorsqu'il s'agit d'expliquer les modifications concomittantes de la leucocytose.

CHAPITRE VI

VALEUR DIAGNOSTIQUE ET PRONOSTIQUE DE L'ACTION DES SÉRUMS SUR LES GLOBULES SANGUINS

Tout travail scientifique doit, autant que possible, avoir pour objectif une sanction pratique. Nous avons donc recherché si l'étude des modifications du sang sous l'influence des sérums pouvait donner quelques renseignements sur le pronostic, le diagnostic des maladies traitées, sur la valeur thérapeutique des sérums injectés.

Pronostic. — Nous avons vu combien il était difficile d'apprécier la gravité d'une diphtérie, d'après l'état de la leucocytose, la formule de Bouchut, par trop simpliste, a été vivement attaquée et elle est en contradiction avec les conclusions des observateurs les plus récents.

Ewing et Filé pensent tous deux que la leucocytose élevée dans la diphtérie indique une réaction prononcée contre une infection sévère, mais n'est pas nécessairement un signe défavorable pour le pronostic.

Schlesinger est d'avis que la détermination unique de la leucocytose, au début de la maladie, ne permet pas de formuler un pronostic. Mais cela devient possible après plusieurs examens. La courbe des leucocytes donne un assez bon moyen de contrôle sur l'évolution de la maladie. L'hyperleucocytose, qui accompagne la diphtérie, diminue dans les cas heureux ; elle reste invariable dans les cas mortels. Lorsque le malade doit guérir, on voit des oscillations très marquées de la courbe des leucocytes, ce qui indique toujours une certaine tendance à la diminution de l'hyperleucocytose.

Nos recherches personnelles confirment celles de Schlesinger et sa formule nous paraît exacte. Mais elle est loin de nous satisfaire : le clinicien a tant d'autres moyens d'investigation à sa disposition pour juger l'évolution de la diphtérie, que nous doutons que jamais il ait recours à la numération quotidienne des leucocytes de son malade pour établir son pronostic.

Il était donc logique de chercher à simplifier la méthode, en pratiquant en tout deux numérations, l'une avant, l'autre après l'injection de sérum. Au premier abord, ce procédé donne d'assez bons résultats ; c'est ainsi que la formule de Filé est nette : « Dans les cas défavorables, la leucocytose n'est plus modifiée par les injections et se maintient jusqu'à la mort. » De même, Smaniotto Ettore a constaté dans un cas de diphtérie très grave suivie de mort que les modifications du nombre des leucocytes furent insignifiantes 35 minutes après l'injection et ne se montrèrent que lors de la seconde numération faite 3 heures et demie après. Ce fait, ajoute-t-il, prouve la valeur pronostique des modifications des globules blancs après l'injection.

Claisse compare à ce point de vue les injections de sérum antidiphtérique et les injections salines massives. Avec l'un et l'autre, dit-il, on assiste à un abaissement rapide de la leucocytose. Il est intéressant de constater que les injections d'eau salée à hautes doses, dans le cas où elles produisent une amélioration générale, ont pour conséquence une diminution brusque du nombre des globules blancs. Ce fait a peut-être une valeur pronostique, puisque nous avons vu dans un cas le retour des accidents infectieux être précédé d'une nouvelle leucocytose.

Jusqu'ici donc l'hypoleucocytose, suivant l'injection du sérum, comporterait un pronostic favorable.

Mais quand, poussant plus loin l'analyse, on multiplie les recherches, les formules deviennent plus complexes : « Dans les cas favorables, dit Ewing, après l'injection d'antitoxine, la leucocytose ne remonte jamais à son niveau primitif. Dans les cas graves et moins favorables, l'injection est suivie après quelques heures par l'hyperleucocytose et la fièvre, dépassant les symptômes tels qu'ils étaient primitivement. Dans les cas défavorables, une injection d'antitoxine peut être suivie immédiatement d'une hyperleucocytose rapide ou d'une hypoleucocytose extrême, bientôt suivie de mort. »

Personnellement nous avons obtenu des résultats aussi peu nets que possible et il nous a été impossible d'attribuer une valeur pronostique précise à la numération des leucocytes. Tous les enfants observés ont guéri, et cependant le sérum a provoqué tantôt de l'hyperleucocytose (Voir tous nos animaux, voir Obs. clinique n° XI), tantôt de l'hypoleucocytose (Obs. cliniques n^{os} I, III, IV, V), tantôt enfin la leucocytose n'a pas été modifiée (Obs. XII et X).

Besredka a tenté d'apprécier le pronostic de la diphtérie, d'une façon simple et précise, par l'étude des variations de l'équilibre leucocytaire. Ses conclusions sont très nettes, très affirmatives, et par conséquent très séduisantes :

« Si le degré de polynucléose reflète véritablement l'état du diphtérique, il est évident que dans les cas à issue mortelle les choses doivent se passer autrement que dans les cas ordinaires cités plus haut.

La polynucléose dans les cas mortels fait-elle vraiment défaut ? Les neuf cas mortels de diphtérie que nous avons observés permettent de donner une réponse nettement affirmative.

A l'encontre des cas ordinaires se terminant par la guérison, dans lesquels le chiffre des polynucléaires varie entre 60 pour 100 et 85 pour 100 en moyenne, chez les enfants devant mourir, ce chiffre ne dépasse guère 50 pour 100 et parfois n'est même pas atteint ».

Quelques lignes plus loin, M. Besredka précise ainsi ses formules :

« 1° Lorsque le lendemain et le surlendemain de l'injection du sérum, l'enfant présente plus de 60 pour 100 de polynucléaires, le pronostic est favorable, quels que soient la température, le pouls et l'état général ;

« 2° Si, au contraire, chez un enfant âgé de 3 ans et plus, la température est élevée, et si malgré le sérum le chiffre des polynucléaires se maintient à 50 pour 100, le pronostic est mauvais ; si ce chiffre est inférieur à 50 pour 100, si la température reste élevée et si on aperçoit dans le sang des « formes intermédiaires l'enfant peut être considéré comme perdu, même si l'état général paraît s'améliorer ;

« 3° Quant à la broncho-pneumonie se déclarant si souvent au cours de la diphtérie, nous ne la considérons pas comme une maladie à part, ce qui revient à dire que la diphtérie compliquée de broncho-pneumonie est justiciable du même pronostic que la diphtérie pure. »

Conclusion : « Le degré de la polynucléose après l'injection de sérum antidiphtérique constitue un des éléments les plus sûrs de pronostic dans la diphtérie, c'est l'hémopronosctic ».

Mais en recherchant dans les observations d'Ewing, Filé, et dans les nôtres, nous n'avons pas trouvé la confirmation des résultats de Besredka.

Contrairement à la proposition 1 nous voyons notre malade n° XV présenter 9 heures avant la mort 69 pour 100 de polynucléaires, sur un chiffre de 65,410 leucocytes, cs qui donne le nombre énorme de 45,132 polynucléaires par millimètre cube.

Voici quelques observations semblables d'Ewing et de Filé.

Observation I. — Enfant de 3 ans, état général grave. Bacille de Lœffler. Injection : le 6e jour 700 unités, le 7e jour 600 unités, le 9e jour 600 unités, le 10e jour 300 unités. Mort.

7e jour.	L. 26,000	P. 77	M. 23
8e —	L. 45,500	P. 81	M. 19
9e —	L. 36,000	P. 79	M. 21
10e —	L. 28,500	P. 77	M. 23
11e —	L. 20,000	P. 79	M. 21

Filé. — *Croups opérés.*

Barbetti Luigi, 17 mois, trachéotomie. Croup. État général très grave. Mort.

Avant l'injection.	L. 27,387	P. 24,883
1/2 heure après.	L. 26,724	P. 22,147
10 heures après.	L. 32,237	P. 21,182
Avant la mort.	L. 32,793	P. 28,182

Filé. *Observation II.* — Montagni Renato. 3 ans. Trachéotomie. Mort.

Avant l'injection.	L. 16,774	P. 15,741
6 heures après.	L. 19,159	P. **14,985**
Avant la mort.	L. 27,387	P. **24,883**

Filé. *Angine diphtérique.* — Gheri Ameno, 5 ans. Angine grave, éruption scarlatiniforme de sérum. Albuminurie. Mort.

Avant l'injection. . .	L. 10,035	P. 8,127	G. R. 4,833,000
1/2 heure après. . .	L. 9,082	P. **6,445**	
6 heures après. . .	L. 12,440	P. 8,632	
Avant la mort. . .	L. 17,649	P. **14,475**	G. R. 4,366,000

En opposition avec la proposition 2 de Besredka, nous voyons notre malade n° XI guérir malgré une diminution notable du chiffre de ses polynucléaires dans les jours qui suivent l'injection.

Nous trouvons parmi les observations de Filé un cas analogue :

Filé. — *Angine diphtérique. Observation III.* Petrioli Gino, 3 ans.

Avant l'injection.	L. 9,142	P. 6,757	G. R. 4,533,000
2 heures après.	L. 10,374	P. 8,794	
6 heures après.	L. 10,891	P. 9,420	
24 heures après.	L. 8,427	P. 6,473	
12 heures après la 2e injection..	L. 7,552	P. 5,127	
48 heures après la 2e injection.	L. 6,240	P. **3,120**	
Avant la sortie.	L. 5,843	P. 5,531	G. R. 4,799,000

Enfin contrairement à la proposition 3, nous avons vu mourir notre malade n° XIII qui, atteinte de bronchopneumonie, avait 58 pour 100 de polynucléaires et nous signalerons les observations suivantes d'Ewing et Filé :

Erving. *Observation XXI.* — Enfant de 1 an et demi, au 3e jour de la maladie, cachexie. Pas de fausse membrane, large ulcération de la joue. Injection le 3e jour de 1,000 unités. Mort le 13e jour de pneumonie.

3e jour. Avant le sérum.. . . .	L. 18,000	P. 65 p. 100	M. 35
— 10 minutes après le sérum.	L. 27,000	P. 77	M. 23
4e —	L. 15,000	P. 68	M. 32
6e —	L. 18,000	P. 43	M. 57
9e —	L. 11,500		
11e —	L. 13,000	P. 79	M. 21

Filé. *Croups, bronchopneumonie. Observation III.* — Bechi Gabriella, 6 ans. Trachéotomie. Bronchopneumonie bilatérale. Température maxima 40°,3.

Avant l'injection.	L. 18,245	P. 14,906
1/2 heure après.	L. 16,803	P. 15,343
6 heures après..	L. 19,159	P. 14,985
24 heures après.	L. 18,603	P. 14,429
Avant la 2e injection..	L. 12,163	P. 10,408
18 heures après.	L. 15,701	P. 12,362
36 heures après.	L. 17,331	P. 14,588
48 heures après.	L. 19,159	P. 14,985
11e jour après l'entrée à l'hôpital.	L. 24,724	P. 21,147
Avant la mort..	L. 32,793	P. **28,182**

Diagnostic. — L'étude pure et simple de la leucocytose n'a pas fourni de renseignements bien précieux pour le diagnostic. En nous en tenant à la diphtérie par exemple, nous voyons que Pee a trouvé dans l'amygdalite folliculaire une leucocytose plus prononcée que dans l'angine diphtérique. Halla et Cabot, au contraire n'ont constaté qu'une leucocytose modérée dans 3 cas d'angine folliculaire s'accompagnant de fièvre. Jusqu'ici donc la bactériologie paraît avoir fourni des renseignements diagnostiques beaucoup plus sûrs et plus rapides que l'hématologie. Cependant si la bactériologie donne le plus souvent des notions suffisantes, il n'en est malheureusement pas toujours ainsi.

La différenciation du bacille diphtérique et pseudo-diphtérique, surtout lorsqu'il s'agit de bacilles courts, est toujours très délicate. D'après Richardière et Tollemer dans les cas douteux, seule l'expérimentation sur les animaux et l'emploi du procédé de Spronck donnent un résultat indiscutable. En ce qui concerne le streptocoque, on discute encore pour savoir s'il en existe une ou plusieurs variétés.

Peut-être la réaction de la leucocytose consécutive aux injections de sérum pourrait-elle fournir quelques secours pour la solution de ces diverses questions. Nous avons établi qu'elle était spécifique, qu'elle ne se produisait qu'avec un sérum efficace, mais il faut, ainsi que nous l'avons dit, que la réaction soit nette, c'est-à-dire que les variations de la leucocytose soient notables, qu'elles atteignent un minimum de 3,000 leucocytes. Or il n'en est pas toujours ainsi (voir observation X). Nous poursuivons actuellement des recherches sur ce point particulier, et jusqu'à plus ample informé nous croyons pouvoir dire que lorsque la réaction est nette elle peut servir à caractériser le bacille diphtérique.

Thérapeutique. — Au point de vue thérapeutique, nous croyons que l'étude des variations leucocytaires, outre l'intérêt théorique qu'elle présente, peut fournir des renseignements pratiques utiles.

Elle montre d'abord, ainsi que l'a établi Billings, que le sérum n'a pas d'effets délétères sur les globules sanguins. Bien mieux, il semble prévenir des modifications dégénératives qui se produiraient sans cette intervention thérapeutique.

Les jours suivants, quand on constate l'abaissement progressif du chiffre des leucocytes, on est autorisé à porter un pronostic favorable ; l'élévation de la leucocytose permet de prévoir quelque complication, ou bien une éruption due au sérum.

« On peut donc dire, conclut Schlesinger, que la leucocytose est une sorte de criterium permettant de juger l'efficacité du remède. » Il est même des cas où la numération des leucocytes a fourni des renseignements précieux, il s'agissait de malades chez lesquels la dose de sérum injectée n'était pas suffisante.

On assistait alors à la persistance de tous les symptômes cliniques, l'hématimétrie révélait des variations leucocytaires insignifiantes ; une seconde injection de sérum de Roux fut suivie au contraire d'une détente rapide, dans les symptômes généraux, en même temps qu'on constatait une diminution très prononcée du chiffre des leucocytes (voir observations XIV, XV, XVI de Schlesinger, voir observation B. Lapin II de Gabritchewski, p. 689. Voir notre observation XII).

Mais tout ce qui précède n'est vrai que dans une certaine mesure; à côté de ces faits si probants il en est d'autres où le sérum a provoqué des variations leucocytaires très étendues, sans amener la guérison. Ering explique ces faits malheureux par l'exagération de l'action chimiotactique :

« L'action chimiotactique du sérum, dit-il, doit nous faire considérer ce médicament avec défiance, tant qu'il ne sera pas démontré expérimentalement que son injection ne provoque pas une localisation des leucocytes dans les capillaires viscéraux, et qu'elle ne retire pas de la circulation un certain nombre de leucocytes utiles. Quand 10 à 15,000 leucocytes par millimètre cube sont soudain enlevés de la circulation et que le patient meurt peu après, comme cela s'est produit au moins dans 3 de mes cas, on peut hésiter à recommander le sérum antitoxique chez les diphtériques gravement atteints.

Il est probable qu'en injectant de petites doses, on peut administrer la quantité nécessaire de sérum sans produire une diminution des leucocytes aussi rapide et aussi prononcée. »

Il nous suffira de répondre que 3 de nos lapins (17, 14, 6) ont présenté après l'injection de sérum une élévation considérable de leur chiffre leucocytaire, et qu'ils sont cependant morts; tandis que nos malades n^{os} I et IV ont parfaitement guéri, quoique le sérum ait provoqué chez eux une chute des phénomènes inverses.

En réalité donc, on ne peut affirmer la guérison que si, dans les jours qui suivent l'injection, on constate un abaissement progressif du chiffre des leucocytes.

L'examen immédiat avant et après l'injection ne permet seulement, à notre avis, d'affirmer que le sérum injecté contient bien l'antitoxine de l'intoxication microbienne que l'on combat.

---

(1) *Congrès de Moscou. Méd. Mod.*, 1897, p. 574.

Ce renseignement n'est d'ailleurs pas à dédaigner, comme nous l'avons dit : il nous permettra peut-être de différencier certaines espèces microbiennes, il nous a permis jusqu'ici de juger expérimentalement de l'efficacité du sérum de Marmorek contre les deux streptocoques que nous avons expérimentés.

Nous pensons seulement que l'intensité de son action est loin d'être comparable à celle du sérum de Roux, et l'étude des variations leucocytaires qu'il provoque nous a conduit par une voie bien différente, aux mêmes conclusions que M. Denys (1).

« La dose à laquelle le sérum antistreptococcique a été généralement administré nous paraît beaucoup trop faible pour traiter les infections graves ou occupant de grandes étendues. Habituellement ce sérum est donné à la dose de 10 ou 20 centimètres cubes par jour. Pourquoi a-t-on choisi ces chiffres ? Nous ne parvenons pas à en saisir la raison. Il est vrai que le sérum antidiphtérique se montre actif à cette dose, mais que l'on n'oublie pas que la quantité de ce dernier sérum nécessaire pour immuniser le lapin est beaucoup inférieure à la dose de sérum antistreptococcique indispensable pour défendre le même animal contre le streptocoque. Si l'analogie peut fournir ici quelques indications, c'est 50, 100 et même 200 centimètres cubes qu'il faut pour immuniser l'homme contre le streptocoque ».

---

(1) *Congrès de Moscou. Méd. Moderne*, 1897, p. 574.

CHAPITRE VII

OBSERVATIONS PERSONNELLES

OBSERVATIONS CLINIQUES

Observation I

P... Camille, 7 ans. Entre au pavillon de la diphtérie le 19 mai. Depuis trois jours, douleur de la déglutition, toux rauque, respiration pénible, fièvre, agitation nocturne.

Le médecin consulté ce matin envoie immédiatement l'enfant à l'hôpital.

Antécédents. — Aucune maladie antérieure, trois frères et sœurs en bonne santé.

Examen le jour de l'entrée. — Amygdales volumineuses et rouges, pas de fausses membranes, ganglions sous-maxillaires normaux.

Tirage intense qui nécessite le tubage immédiat.

T. 37°,6 le matin (avant le sérum), 38°,8 le soir (après le sérum). Pouls 144. Quelques râles de bronchite dans les poumons, bon état général.

Injection de 20 centimètres cubes de sérum de Roux.

20 *mai.* — Température 38°,8 le matin; 38°,2 s. Bacille moyen dans les cultures. Nouvelle injection de 10 centimètres cubes.

21 *mai.* — Détubage, mais il faut retuber l'enfant presque aussitôt.

Température 38° m.; 38° s.

22 *mai.* — T. 38° m.; 38°,4 s.

23 *mai.* — T. 38° m.; 37°,8 s. Détubage définitif.

24 *mai.* — T. 38°,2 m. et s.

25 *mai* au 3 *juin.* — T. normale.

Du 3 au 8 *juin,* éruption de sérum intense, avec arthropathies, températures oscillant autour de 39°.

Jamais d'albuminurie.

Exeat le 12 juin complètement guéri.

Numérations :

19 *mai.* — Avant le sérum H. 5,487,000. L. 31,620.

19 *mai.* — 9 heures après le sérum H. 7,006,000. L. 10,230.

6 *juin*. — Eruption intense, arthropathies, T. 39°,2. H. 6,417,000. L. 29,760.

Observation II

L... Émilienne, 3 ans et demi. Entre le 14 mai au pavillon de la diphtérie. Depuis trois jours, elle se plaint de la gorge, a perdu l'appétit, dort mal.

Traitement. — Vomitif, badigeonnages.

Antécédents. — Rougeole à 18 mois, frères et sœurs bien portants.

Examen le jour de l'entrée. — Amygdales rouges et volumineuses, complètement recouvertes par des fausses membranes épaisses, ganglions sous-maxillaires très volumineux du côté gauche.

Voix normale, pas de tirage.

T. 38°,1.

Injection de 20 centimètres cubes de sérum de Roux.

15 *mai*. — Bacille moyen dans les cultures. T. 37°,6 m.; 37°,5 s.

16 *mai*. — La gorge est presque complètement nettoyée, si bien que malgré la gravité de l'angine lors de l'arrivée de l'enfant, une seconde injection de sérum n'est pas nécessaire.

17 *mai*. — Tout exsudat a disparu. T. normale.

18 *mai* et jours suivants. — T. normale, mais albuminurie qui augmente progressivement pour atteindre son maximum le 23 et 24 *mai* et décroître ensuite. Elle disparaît définitivement le 28 *mai*.

Exeat le 29 mai en bonne santé.

Numérations :

14 *mai*. — Avant le sérum. H. 6,603,000. L. 8,680.

20 *mai*. — Six jours après le sérum. H. 6,882,000. L. 10,230.

Observation III

Jean... Jean, 2 ans et demi. Entré le 12 mai au pavillon de la diphtérie. L'enfant serait malade depuis 15 jours. Il a perdu l'appétit, paraît avoir de la fièvre et dort mal. Depuis 8 jours environ il semble souffrir en avalant. Peu à peu la respiration est devenue pénible, la toux rauque.

Traitement. — Trois vomitifs, cataplasmes sinapisés.

Antécédents. — Pas de maladie antérieure, 3 frères et sœurs en bonne santé.

Examen le jour de l'entrée. — Amygdales rouges, un peu volumineuses, enduit opalin sur l'amygdale gauche, ganglions sous-maxillaires un peu augmentés de volume.

Voix rauque, léger tirage.

Pouls 120. Respiration 34. Rien à l'auscultation. Bon état général. T. 37°,8.

Injection de 20 centimètres cubes de sérum de Roux.

13 *mai*. — Bacilles courts dans les cultures. T. 37°,6 m.; 37°,8 s.

14 *mai*. — Tout exsudat a disparu. Le tirage a cessé. T. 37°,8 m. et s.

15 *mai* et jours suivants. — T. normale. Pas d'éruption de sérum.

Exeat le 26 mai en bonne santé.

Numérations :

12 *mai*. — Avant l'injection de sérum. H. 6,386,000. L. 23,560.

13 *mai*. — 24 heures après le sérum. H. 5,270,000. L. 13,578.

Observation IV

B..... Yvonne, 6 ans. Entre le 12 mai à midi, au pavillon de la diphtérie. Depuis huit jours, l'enfant a perdu l'appétit, se plaint de la gorge, dort mal la nuit et paraît avoir de la fièvre. Ces jours derniers, gêne respiratoire qui augmente progressivement, toux rauque.

Examen le jour de l'entrée. — Amygdales rouges, trois petits points blancs sur l'amygdale droite, ganglions sous-maxillaires légèrement augmentés de volume.

Voix rauque, léger tirage laryngé.

Pouls 156. 26 respirations par minute. Rien à l'auscultation. Bon état général. T. 38°,8 à 5 heures du soir. Traces d'albumine dans les urines.

Injection de 30 centimètres cubes de sérum de Roux.

13 *mai*. — Bacille moyen dans les cultures. Etat local peu modifié. T. 38° m.; 38°,4 s.

14 *mai*. — Il reste encore un petit point blanc sur l'amygdale droite. Léger tirage. On injecte de nouveau 10 centimètres cubes. T. 37°,6 m.; 37°,8 s.

15 *mai*. — Gorge complètement nettoyée, le tirage a disparu. T. 37°,6 m.; 37°,8 s.

16 *mai* et jours suivants. — T. normale, pas d'albumine dans les urines, pas d'éruption de sérum.

Exeat le 26 mai guérie.

Numérations :

12 *mai*. — Avant l'injection de sérum. H. 5,425,000, L. 29,140.

13 *mai*. — 24 heures après l'injection de sérum. H. 6,510,000. L. 11,780.

Observation V.

P..... Ferdinand, 4 ans. Entre le 14 mai à 11 heures du matin au pavillon de la diphtérie. Depuis six jours, l'enfant a perdu l'appétit, dort mal et tousse un peu. Il ne paraît pas souffrir de la gorge. Les deux derniers jours la toux est devenue rauque.

Antécédents. — Rougeole, puis varicelle à l'âge de 2 ans, frères et sœurs bien portants.

Examen le jour de l'entrée. — Gorge rouge, amygdales volumineuses, une fausse membrane grosse comme une pièce de 50 centimes sur chaque amygdale, ganglions sous-maxillaires très légèrement augmentés de volume.

Voix et toux rauques, pas de tirage.

T. 37°,4 m.; 37°,6 s. Bon état général.

Injection de 20 centimètres cubes de sérum de Roux.

15 *mai.* — T. 37°,9 m.; 37°,8 s. Gorge : fausses membranes commençant à se détacher par leurs bords. Bacille long dans les cultures.

16 *mai.* — La gorge est complètement nettoyée. T. 37°,8 m. et s.

17 *mai* et jours suivants. — T. normale, pas d'albuminurie, pas d'éruption de sérum.

Exeat le 29 mai guéri.

Numérations :

14 *mai.* — Avant l'injection de sérum. H. 4,898,000. L. 16.740.

17 *mai.* — 3 jours après le sérum. H. 5,704,000. L. 5,890.

Observation VIII

R..... Maria, 2 ans. Entre au pavillon de la diphtérie le 4 octobre à 7 heures du matin.

Cette nuit à 4 heures du matin l'enfant a été prise brusquement de tirage intense ; les parents effrayés l'ont amené précipitamment à l'hôpital.

Aucune maladie antérieure, frère et sœur bien portants.

4 *octobre.* — La gorge est à peine rouge, pas d'exsudat, le tirage persiste, mais il n'est pas suffisant pour nécessiter le tubage. La voix et la toux sont rauques. Les poumons sont sains.

Un ganglion sous-maxillaire volumineux à gauche.

T. 37°,8 m.; 38°,7 s.

Injection de 20 centimètres cubes de sérum de Roux.

5 *octobre.* — Les cultures ont donné du bacille court. T. 38°,9 m.; 38°,4 s. Le tirage est presque complètement disparu.

6 *octobre.* — Gorge toujours en bon état. Le tirage laryngé a cessé. T. 37°,5 m.; 37°,3 s.

Du 7 au 12 *octobre.* — Traces d'albumine dans les urines. T. le 7 octobre 37°,4 m.; 37°,9 s., normale du 8 au 17 octobre.

Régime lacté jusqu'au 12 octobre.

17 *octobre.* — T. 37°,2 m.; 38°,4 s. Erythème polymorphe ayant débuté le 15 et présentant aujourd'hui les caractères classiques de l'éruption de sérum.

18 *octobre.* — T. 37°,8 m.; 37°,6 s. Persistance de l'éruption.

19 *octobre.* — T. normale. Disparition de l'érythème.

Exeat le 20 octobre complètement guérie.

Numérations :

4 *octobre*. — Immédiatement après l'injection de sérum. T. 37°,8. H. 5,394,000. L. 17,360.

4 *oct*. — Sept heures après l'injection de sérum. T. 38°,7. H. 4,651,000. L. 26,350.

5 *oct*. — 24 heures après le sérum. T. 38°,8 m.; 38°,4 s. H. 4,588,000. L. 25,110.

6 *oct*. — T. 37°,6 m.; 37°,8 s. H. 5,301,000. L. 17,050.

7. — T. 37°,4 m.; 37°,8 s. H. 4,712,000. L. 11,780.

8. — T. normale jusqu'au 17 octobre. H. 4,991,000. L. 16,120.

9. — H. 5,084,000. L. 18,600.

10. — H. 4,123,000. L. 12.400.

11. — H. 5,115,000. L. 19,530.

12. — H. 5,518,000. L. 17,980.

13. — H. 6,000,000. L. 22,320.

14. — H. 5,518,000. L. 24,490.

15. — H. 4,867,000. L. 11.470. Début de l'éruption.

16. — H. 4,123,000. L. 20,000. Eruption généralisée.

Observation IX

T..... Jules, 4 ans. Entre le 5 octobre 1898, à 11 heures du matin, dans le pavillon de la diphtérie (Enfants-Malades). Il y a deux jours, l'enfant a perdu l'appétit, a eu une forte fièvre, et n'a pas dormi dans la nuit. Le lendemain il s'est plaint de souffrir de la gorge, et il a commencé à tousser. En même temps apparaissait une éruption de scarlatine.

Antécédents. — Aucune maladie antérieure, frère et sœur bien portants.

Le jour de l'entrée à l'hôpital, la gorge est rouge lie de vin, les amygdales sont volumineuses, sur l'amygdale gauche exsudat blanchâtre peu adhérent, ganglions peu engorgés.

Larynx libre. Nombreux râles sonores et humides dans les poumons surtout à droite.

Pouls rapide mais bien frappé. T. 39°.

Eruption de scarlatine typique.

Ensemencements sur sérum.

Injection de 20 centimètres cubes de sérum de Roux.

6 *octobre*. — T. 39°,8 m.; 39° s. L'état général se maintient.

Traces d'albumine dans les urines qui persistent jusqu'au 9 octobre.

Résultat des cultures : bacille court, streptocoques.

7 *octobre*. — La gorge est complètement nettoyée. T. 38°,4 m.; 38° s.

9 *octobre*. — Apparition d'une petite plaque grisâtre à la partie supérieure de l'amygdale gauche. T. 38°,6 s. Badigeonnage de teinture d'iode.

10 *octobre.* — Le petit exsudat constaté hier a disparu aujourd'hui.

A partir du 14 octobre la température reste normale jusqu'à la sortie du malade qui a lieu le 13 novembre.

Régime lacté du 5 au 12 octobre.

Pas d'éruption de sérum.

Numérations :

5 *octobre.* — Immédiatement avant l'injection de sérum. T. 38°,8. H. 4,538,000. L. 13,330.

5 *octobre.* — 6 heures après l'injection de sérum. T. 39°,4. H. 4,935,000. L. 25,110.

6 *octobre.* — 24 heures après l'injection de sérum. T. 39°,8. m.; 30° s. H. 5,462,000. L. 15,570.

8 *octobre.* — T. 38°,4 m.; 38° s. H. 3,813,000. L. 51,150.

9 *octobre.* — T. 37°,5 m ; 38°,6 s. H. 4,092,000. L. 31,000.

10 *octobre.* — T. 38°,4 m.; 37°,8 s. H. 4,538,000. L. 35,650.

11 *octobre.* — T. 37°,5 m.; 37°,6 s. H. 4,333,800. L. 26,660.

13 *octobre.* — T. 37°,4 m.; 38° s. H. 4,364,800. L. 27,590.

14 *octobre.* — Température normale jusqu'à la fin de la maladie. H. 4,563,200. L. 19,220.

15 *octobre.* — H. 4,129,200. L. 24,180.

19 *octobre.* — H. 3,986,600. L. 7,750.

25 *octobre.* — H. 4,588,000. L. 6,200.

Observation X

N..... Edouard, 4 ans. Entre au pavillon de la diphtérie le 12 mai à 10 heures du soir. L'enfant a commencé à se plaindre de la gorge il y a deux jours. Un peu de fièvre ; pas d'anorexie.

Traitement. — Purgation, collutoire.

Antécédents. — Coqueluche il y a 2 mois.

Le jour de l'entrée à l'hôpital, les amygdales sont volumineuses, complètement recouvertes de fausses membranes.

Les ganglions sous-maxillaires sont un peu augmentés de volume.

La voix est éteinte, tirage assez prononcé.

Pouls 120 bien frappé. 24 respirations par minute, auscultation pulmonaire négative. Pas d'albumine dans les urines.

Injection de 20 centimètres cubes de sérum de Roux.

T. 38°,4. Etat général bon.

13 *mai.* — Bacille long dans les cultures. T. 37°,2 m.; 38°,4 s. Injection de 10 centimètres cubes de sérum de Roux.

Tubage à dix heures du matin.

14 *mai.* — T. 38°,2 m.; 37°,6 s. Les fausses membranes sont en grande partie détachées.

Traces d'albumine dans les urines.

15 *mai*. — Détubage à 2 heures du matin.

La gorge est complètement nettoyée, les amygdales sont encore volumineuses et un peu rouges.

T. 37°,6 m.; 37°,8 s. Pas d'albumine dans les urines.

16 *mai* et jours suivants. — T. normale. Pas d'albumine dans les urines. Etat général s'améliore progressivement.

26 *mai*. — Exeat, guérison complète.

Numérations :

12 *mai*. — Avant l'injection de sérum. 11 heures soir. H. 6,014,000. L. 9,889.

13 *mai*. — 14 heures après le sérum. H. 5,239,000. L. 9,950.

Observation XI

Geneviève P..., 5 ans. Entre à l'hôpital des Enfants-Malades, le 26 juillet à midi.

Il y a quatre jours que l'enfant a commencé à souffrir de la gorge; en même temps : léger mouvement fébrile, anorexie, agitation nocturne.

Hier, la douleur en avalant a notablement augmenté, la voix est devenue rauque, la respiration pénible. Épistaxis.

Le jour de l'arrivée, on constate que les amygdales sont volumineuses et rouges, des fausses membranes épaisses couvrent les amygdales, les piliers postérieurs et la pointe de la luette.

La voix est un peu enrouée, mais la respiration parait libre. État général excellent contrastant avec l'état local.

Les ganglions sous-maxillaires sont volumineux surtout à droite.

Aucune complication pulmonaire ou cardiaque.

Antécédents : rougeole à 3 ans. Bronchite l'année dernière.

En résumé : angine grave, pas de croup, bacille moyen dans les cultures. Quelques fausses membranes persistent le troisième jour, de sorte qu'une seconde injection de sérum et jugée nécessaire.

Guérison complète, pas d'éruption consécutive à l'injection de sérum.

DATE	NUMÉRATIONS	G. R.	G. B.	MONONUCL.	POLYNUCL.	TOTAL DES POLYNUCL.	ALBUMINE	TEMPÉRAT.
26 juillet.	Avant toute injection.. . .	5,270,000	7,750	20	80	6,200	0	37,5
»	5 h. après, 30cc sér. de Roux.	4,805,000	14,190	56	44	6,243	0	37,5
27 juillet.	24 h. —	4,278,000	6,800	47	53	3,604	0	37,5
28 —	2 jours	4,278,000	5,270	62	38	2,600	0	37,4
29 —	24 h. après une nouvelle injection de 10cc sér. de Roux	4,030,000	10,540	63	37	3,899	traces	37,6
30 —	48 heures après, la 2e injection	4,216,000	3,410	»	»	»	traces	37,8
1er août.	3 jours..	4,619,000	4,340	»	»	»	traces	37,8
2 —	4 —	5,177,000	9,160	28	72	6,919	0	37,6
4 —	6 —	4,557,000	7,000	»	»	»	0	37,6
5 —	7 —	3,565,000	5,890	»	»	»	0	37,6
6 —	8 —	4,340,000	4,650	»	»	»	0	37,6
7 —	9 —	4,712,000	6,200	55	45	2,800	0	37,6

Sortie le 11 août.

Observation XII

Edmond M..., 3 ans et demi. Aucune maladie antérieure à part quelques rhumes légers. Le 21 juillet 1898, l'enfant a commencé à se plaindre de la gorge, et à tousser.

Le lendemain, perte de l'appétit, fièvre, agitation nocturne, épistaxis. Un médecin consulté ordonne une potion calmante et des badigeonnages de la gorge au citron.

Les jours suivants, la toux devient rauque, l'enfant a de la dyspnée qui augmente progressivement.

Le 25 juillet, à 10 heures et demie du matin, il entre à l'hôpital. On constate, le jour de l'arrivée, que les amygdales sont rouges et tuméfiées, des fausses membranes diphtéroïdes couvrent leurs faces antérieure et interne. Les ganglions sous-maxillaires sont volumineux surtout du côté gauche, la voix est éteinte, le tirage intense. Aucune complication pulmonaire.

Pouls 140, bien frappé, régulier.

Tubage une demi-heure après l'entrée à l'hôpital. Les cultures révèlent la présense de bacille moyen.

En résumé : angine grave, croup, bacille moyen dans les cultures.

DATE	NUMÉRATIONS	G. R.	G. B.	TOTAL des POLYNUCLÉAIRES	MONONUCL.	POLYNUCL.	ALBUMINE	TEMPÉRATURE
25 juillet.	3 h. 1/2 après le tubage, avant toute injection.	6,695,000	13,330	10,397	22	78	traces	38,6
26 —	24 h. après, 30cc sérum de Roux.	6,913,000	10,300	7,210	30	70	traces	38,5
27 —	9 h. après, 20cc sérum de Roux.	4,309,000	3,720	2,455	34	66	traces	38,3
28 —	24 heures plus tard. . .	4,619,000	7,130	4,420	38	62	traces	37,7
29 —	2 jours.	4,619,000	8,370	5,273	37	63	0	37,2
30 —	. . . .	5,177,000	8,990	6,113	32	68	0	37,6
1er août.	. . . .	5,518,000	15,810	10,276	35	65	0	37,6
2 —	. . . .	4,991,000	20,150	13,702	32	68	0	37,6
3 —	. . . .	4,991,000	10,540	7,200	25	75	0	37,4
4 —	. . . .	5,518,000	16,740	13,720	18	82	0	normale
5 —	. . . .	5,177,000	10,850	7,500	31	69	0	—
6 —	. . . .	4,526,000	16,740	12,250	25	75	0	—
7 —	. . . .	4,886,000	20,770	15,500	25	75	0	—
8 —	. . . .	4,402,000	13,280	11,155	16	84	0	—
9 —	. . . .	4,278,000	9,920	6,448	35	65	0	—

Exeat le 14 août, complètement guéri. Il n'a pas eu d'éruption à la suite des injections de sérum.

Observation XIII

Yvonne C..., 8 mois. Entre au pavillon de la diphtérie, le 3 octobre à 8 heures du matin.

La maladie ne paraît avoir débuté qu'il y a deux jours, par de la fièvre, de la difficulté de la déglutition. Le lendemain dyspnée assez prononcée, voix éteinte. Vomitif hier.

Antécédents. — Rougeole à 15 jours. Coqueluche il y a 5 mois.

3 *octobre.* — Enduit opalin sur les deux amygdales et la luette. Ganglions engorgés à gauche, tirage intense, tubage aussitôt après l'arrivée. Injection de 15 centimètres cubes de sérum de Roux. Bacille moyen.

5 *octobre.* — Injection nouvelle de 10 centimètres cubes de sérum de Roux.

9 *octobre.* — L'enfant qui ne peut se passer de son tube est dans un état

très grave. Bronchopneumonie occupant la moitié inférieure du poumon droit.

T. 39°. Bains sinapisés toutes les 3 heures.

18 *octobre*. — État général toujours très grave, début d'éruption due au sérum.

19 *octobre*. — L'éruption de sérum est très intense, l'enfant est pâle, bouffi, la respiration très fréquente.

20 *octobre*. — L'enfant est emmené par sa mère à Aubervilliers où elle meurt, le 22 octobre.

Numérations :

9 *octobre*, 6 heures du soir. — T. 39°. H. 4,479,000. L. 20,770. Mono. 42 pour 100. Pol. 58 pour 100.

18 *octobre*, 6 heures du soir. — T. 39°. H. 4,265,000. L. 31,930.

19 *octobre*, 4 heures du soir. — T. 38°,8. H. 3,106,000. L. 27,900.

Observation XIV

Eugène G..., 8 ans. Entre le 19 octobre au pavillon de la diphtérie. Depuis deux jours gêne de la déglutition, anorexie, fièvre, agitation nocturne.

Le jour de l'entrée à l'hôpital, la gorge est rouge, on aperçoit un très petit point blanc à la partie supérieure de l'amygdale droite.

Très gros ganglion sous-maxillaire, à droite. Ce ganglion est un peu douloureux, roule facilement sur les doigts. Pas de périadénite.

Aucune dyspnée, rien à l'auscultation du poumon ni du cœur. État général très bon. T. 38°,3 m. et s. Pas d'albuminurie.

Antécédents. — Rougeole et bronchite à l'âge de 2 ans. Pas de frère ni de sœur. Pas de diphtérie dans l'entourage.

20 *octobre*. — Bacille court dans les cultures. En raison du peu d'étendue des lésions locales et du bon état général nous avons cru pouvoir nous dispenser d'injecter du sérum de Roux.

Le seul traitement a consisté en lavages de la gorge avec la liqueur de Labarraque au cinquantième.

La température est tombée aujourdhui à 37°,3 et se maintiendra au même niveau jusqu'à la date de sortie du malade.

Numérations :

20 *octobre*, 6 h. s. — H. 4,916,600. L. 8,060.

21 *octobre*, 3 h. s. — H. 4,805,000. L. 8,990.

Observation XV

Louis J..., 4 ans. Entre le 11 octobre à 10 heures du soir au pavillon de la diphtérie. A déjà été soigné dans ce pavillon, au mois de février 1898, pour une angine diphtérique légère.

Depuis quatre jours : gêne de la déglutition, anorexie, fièvre, agitation nocturne, éruption de scarlatine. Depuis deux jours, dyspnée, toux et voix éteintes.

Le jour de l'entrée la gorge est rouge, des fausses membranes épaisses, mal limitées, gris jaunâtre, couvrent les deux amygdales.

Les ganglions sous-maxillaires des deux côtés sont augmentés de volume, sans empâtement périganglionnaire. Léger tirage, ne nécessitant pas le tubage.

Langue desquamée, éruption de scarlatine nette. État général très grave. T. 39°,8.

Traitement. — Bains à 30°, injection de 30 centimètres cubes de sérum de Roux.

12 *au* 14 *octobre.* — La température se maintient entre 39° et 40°, l'état général s'aggrave de plus en plus.

15 *octobre.* — L'enfant meurt à 2 heures du matin.

Autopsie. — Lésions d'infection et d'intoxication. Cultures du sang du cœur négatives.

Les ensemencements de la gorge faits le jour de l'entrée ont donné du bacille moyen du streptocoque et du staphylocoque.

Examen du sang le 14 octobre à 5 heures du soir. T. 39°,8. H. 5,294,400. L. 65,410. M. 31 pour 100. P. 69 pour 100. Nombre total des polynucléaires 45,132.

Observation XX

Mathilde C..., 6 ans et demi. Entre à l'Hôpital des Enfants-Malades, le 30 octobre à midi. Au dire des parents l'enfant ne serait malade que depuis deux jours. On n'a remarqué comme symptôme qu'un violent mal de gorge et de la céphalalgie. Pas de phénomènes fébriles, pas d'insomnie, pas d'épistaxis.

Traitement. — Badigeonnages au citron et gargarismes.

Antécédents. — Rougeole il y a 8 mois, une sœur ayant eu la diphtérie il y a 1 mois.

Le jour de l'entrée, la gorge est rouge, des fausses membranes épaisses tapissent les piliers postérieurs et les deux amygdales qui sont très volumineuses. La luette est complètement engainée. Ces fausses membranes sont grisâtres, leurs contours mal limités.

On constate également la présence d'une fausse membrane sur le côté gauche de la lèvre inférieure. Enfin il est probable qu'il en existe dans le nez, car l'air passe difficilement par le nez et un jetage muco-purulent s'écoule des narines. La voix est fortement nasonnée, l'haleine très fétide.

Les ganglions sous-maxillaires des deux côtés sont volumineux, il y a de l'empâtement périganglionnaire.

Le larynx et les poumons soint indemnes.

Le pouls est à 120, assez bien frappé régulier. T. 39°,8.

Le facies est pâle, légèrement bouffi, l'état général mauvais si bien que l'on injecte à la malade quotidiennement, pendant les douze premiers jours de son séjour à l'hôpital, 250 grammes de sérum artificiel.

Albuminurie légère.

Les cultures sur sérum révèlent la présence de bacille moyen, et de quelques rares streptocoques.

Les frottis donnent également du bacille moyen et du streptocoque assez abondant.

Traitement. — On fait deux fois par jour un lavage de la gorge au chloral à 2 pour 100.

On injecte : 30 centimètres cubes de sérum de Roux le 1er jour.
20 — — 2e jour.
20 — — 4e jour.

4 *novembre.* — La gorge est presque complètement nettoyée, il reste cependant un point blanc sur la luette, de plus l'empâtement ganglionnaire et périganglionnaire persiste. L'haleine est beaucoup moins fétide, les lavages au chloral sont remplacés par des lavages boriqués.

5 *novembre.* — On constate la présence d'une plaque blanchâtre large comme une pièce de 1 franc sur chaque amygdale. On injecte de nouveau 20 centimètres cubes de sérum de Roux (total 90).

7 *novembre.* — Les fausses membranes au lieu de rétrocéder sont maintenant plus étendues, elles occupent les deux amygdales, la paroi postérieure du pharynx et la luette qui n'a jamais été complètement débarrassée.

La coloration de ces nouvelles fausses membranes est jaune grisâtre, leur consistance est molle, elles viennent facilement au pinceau, de sorte qu'il est facile d'en faire des frottis, qui révèlent la présence de bacille moyen et de nombreux cocci. Comme on soupçonne que la nouvelle poussée d'angine doit être due au streptocoque on fait des ensemencements sur gélose.

8 *novembre.* — Localement état stationnaire. Urticaire fugace.

Augmentation notable de l'albuminurie.

Les ensemencements sur gélose pratiqués la veille révèlent la présence de nombreux streptocoques.

On injecte alors 40 centimètres cubes de sérum de Marmorek.

9 *novembre.* — Nouvelle injection de 40 centimètres cubes de sérum de Marmorek, applications locales de poudre de salol.

10 *novembre.* — Légère amélioration locale, cependant les fausses membranes persistent en grande partie.

Apparition d'une éruption morbiliforme due au sérum de Roux.

De chaque côté les ganglions sous-maxillaires sont considérablement augmentés de volume et entourés d'un œdème dur, cou proconsulaire. La joue gauche est tuméfiée comme si la malade avait une fluxion dentaire. Pas d'œdème en d'autres régions du corps. Notre maître le Dr Sevestre, chef du service, attribue à cette tuméfaction ganglionnaire accompagnée d'œdème la même pathogénie qu'à l'éruption de sérum.

11 *novembre*. — Etat stationnaire. Badigeonnages de la gorge avec de la teinture d'iode.

12 *novembre*. — On est frappé de la transformation de la malade. Les ganglions ont diminué de volume aussi rapidement qu'ils avaient augmenté, la joue gauche n'est plus tuméfiée, le pouls est mieux frappé, l'état général meilleur, l'enfant très gai.

Localement les fausses membranes ont beaucoup diminué, elles ne persistent plus que sur la face interne des amygdales et la paroi postérieure du pharynx.

14 *novembre*. — Etat général beaucoup plus satisfaisant, il n'y a plus de fausses membranes que tout à fait en arrière sur la paroi postérieure du pharynx. Elles sont maintenant blanchâtres et n'ont plus l'aspect jaune sale des jours précédents.

Du 18 au 22 *novembre*. — Eruption urticarienne d'abord, puis revêtant les jours suivants l'aspect polymorphe caractéristique des éruptions de sérum. Nouvelle poussée ganglionnaire moins intense que la première mais plus généralisée, elle atteint les ganglions sous-maxillaires des deux côtés, les ganglions inguinaux gauches, les ganglions axillaires des deux côtés.

La température monte à 40° le 21.

Traces d'albumine pendant ces quatre jours.

22 *novembre*. — Toute éruption a disparu.

L'albuminurie a cessé.

Les ganglions ont considérablement diminué de volume ; il n'y a plus d'œdème périganglionnaire.

Localement tout exsudat a disparu.

La voix a toujours été fortement nasonnée, mais aujourd'hui que les amygdales sont beaucoup moins volumineuses, que le nez est débarrassé, le nasonnement persistant éveille l'attention et on constate alors une paralysie légère du voile du palais qui diminue progressivement les jours suivants.

4 *décembre*. — La malade sort complètement guérie.

Résumé. — Angine grave strepto-diphtérique. Guérison de la diphtérie par le sérum de Roux.

Persistance de la streptococcie.

Guérison plus tardive de la streptococcie par le sérum de Marmorek et les applications locales.

Deux éruptions de sérum correspondant aux injections de sérum de Roux et de Marmorek.

Paralysie du voile du palais.
Néphrite intense.
Guérison.
Numérations :

8 *novembre.* — Immédiatement avant l'injection de sérum de Marmorek. T. 37°,7. H. 4,272,000. L. 27,900.

9 *novembre.* — 24 heures après l'injection de 40 centimètres cubes de sérum de Marmorek. T. 38°,5. H. 4,922,000. L. 30,380.

10 *novembre.* — 24 heures après l'injection de 40 nouveaux centimètres cubes de sérum de Marmorek (début d'éruption de sérum). T. 39°,8. H. 4,550,000. L. 33,480.

11 *novembre.* — 48 heures après la dernière injection de sérum de Marmorek (éruption de sérum). T. 39°,5. H. 4,386,500. L. 28,520.

13 *novembre.* — T. 38°,6. H. 4,488,000. L. 17,360.

15 *novembre.* — T. 38°,2. H. 4,000,000. L. 10,850.

19 *novembre.* — Seconde éruption de sérum. T. 39°,2. H. 4,662,000. L. 48,670.

22 *novembre.* — T. 38°,2. H. 4,426,000. L. 15,810.

Observation XXI

Mélanie R..., 3 ans. Entre le 28 octobre 1898, à l'hôpital des Enfants-Malades, service des douteux, dont nous transcrivons l'observation qui nous a été transmise lors du passage de l'enfant au pavillon de la diphtérie.

Il y a six jours l'enfant a été pris d'un violent mal de gorge accompagné de fièvre.

Les parents ont remarqué que le corps était rouge et que la peau du dos desquamait. La langue primitivement blanche s'est dépouillée et est devenue rouge.

Le jour de l'entrée, la gorge est rouge, un enduit pultacé couvre les amygdales et la luette. Les ganglions sous-maxillaires sont volumineux, surtout à droite.

T. 39° m. et s.

Antécédents. — Oreillons à 2 ans. Accès de faux croup assez fréquents, une sœur atteinte de scarlatine depuis 15 jours.

31 *octobre.* — L'examen bactériologique reste négatif, l'engorgement ganglionnaire est considérable, le cou proconsulaire, la gorge apparaît creusée de petites logettes tapissées d'exsudat. Cependant l'enduit pultacé est moins épais et moins étendu.

Traitement par des applications d'eau oxygénée.

T. 38°,2 m.; 37°,6 s.

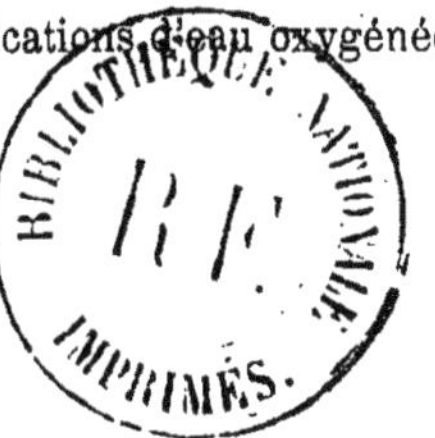

1er *novembre.* — L'engorgement ganglionnaire diminue. On fait une nouvelle culture. Injection de 20 centimètres cubes de sérum de Roux.

2 *novembre.* — La culture a révélé la présence de bacille moyen.

A l'examen on trouve quelques points blancs uniquement sur l'amygdale droite. La voix est normale.

Ce matin est apparue une éruption polymorphe due au sérum.

3 *novembre.* — L'enfant est passé au service de la diphtérie.

Dans la gorge on constate la présence d'un enduit grisâtre pseudo-membraneux, recouvrant les amygdales surtout du côté gauche. Ganglions peu volumineux.

La voix est un peu enrouée.

Poumons normaux. Pas de tirage.

Le pouls est très rapide mais assez énergique et régulier.

Sur la peau du tronc et des membres, éruption formée de macules violacées, de dimensions et de formes très variables ne s'effaçant pas à la pression. Cette éruption ne peut pas être due au sérum en raison de ce fait que l'injection de sérum a été faite avant-hier et que les éruptions dues au sérum sont beaucoup plus tardives.

T. 38°,2 m.; 39°,6 s.

En s'appuyant : 1° sur les antécédents (scarlatine probable); 2° sur les caractères de l'angine; 3° sur la nature et les caractères de l'éruption; 4° sur l'état général qui est déplorable (enfant pâle, très amaigri, yeux excavés, cris plaintifs dès qu'on approche du lit), on fait le diagnostic de streptococcie.

4 *novembre.* — Les cultures ont donné du streptocoque et du staphylocoque.

On injecte 40 centimètres cubes de sérum de Marmorek.

T. 38°,6 m.; 37°,8 s.

5 *novembre.* — On injecte de nouveau 40 centimètres cubes de sérum de Marmorek.

État général de plus en plus inquiétant.

6 *novembre.* — L'enfant meurt à 6 heures du matin. Les cultures faites 12 heures après la mort avec le sang du cœur sont restées négatives.

En résumé :

Numérations :

4 *novembre,* 6 heures du soir. — Immédiatement avant 40 centimètres cubes de sérum de Marmorek; Globules rouges 4,836,000. Globules blancs 24,800. T. 37°,8.

5 *novembre,* 11 heures du matin (dix-sept heures après le sérum). — Globules rouges 3,974,200. Globules blancs 17,050. T. 37°,8.

Observation XXII

Jeanne F..., 2 ans et demi. Enfant passée du service de la scarlatine au pavillon de la diphtérie, le 16 octobre 1898.

A été vaccinée le 11 octobre pour la première fois.

La maladie actuelle aurait débuté il y a cinq jours environ par une éruption qui présentait les caractères de la scarlatine.

Le jour de l'entrée dans le service de la diphtérie, on constate que des ulcérations arrondies tapissées d'un exsudat grisâtre pseudomembraneux sont disséminées sur les amygdales, la langue, le voile du palais, et la face muqueuse des lèvres.

Lorsqu'on place l'abaisse-langue, l'enfant tousse et du muco-pus grisâtre vient remplir l'arrière-gorge.

Toux rauque, tirage léger, quelques râles dans la poitrine, mais pas de broncho-pneumonie. Pouls rapide et faible.

T. 39°,8.

Traitement. — Bains à 30° toutes les trois heures. Injection de 20 centimètres cubes de sérum de Roux.

17 *octobre.* — Les cultures n'ont donné que du sreptocoque et du staphylocoque.

Les jours suivants, l'état local s'améliore peu, l'état général ne fait qu'empirer, la température se maintient aux environs de 39°.

Le 20 *octobre* on montre l'enfant au Dr Marmorek et d'accord avec lui le chef de service, M. Sevestre, ordonne une injection de 20 centimètres cubes de sérum de Marmorek.

Le 21 *octobre* l'état est stationnaire; à l'auscultation nombreux râles sonores et muqueux dans les deux poumons. On fait à 2 heures du soir une seconde injection de 20 centimètres cubes de sérum de Marmorek.

Mort le 22 *octobre* à 6 heures du matin.

Pas de bronchopneumonie à l'autopsie.

Les cultures faites avec le sang du cœur sont restées négatives.

Numérations :

20 *octobre,* 5 heures du soir. — T. 38°,8. Globules rouges 3,887,000. Globules blancs, 44,640. P. 64 pour 100. M. 36 pour 100.

21 *octobre,* 11 heures du matin. — 11 heures après l'injection de sérum de Marmorek. T. 38°,8. Globules rouges 3,955.600. Globules blancs 13,020.

21 *octobre,* 6 heures du soir, — 4 heures après une seconde injection de 20 centimètres cubes de sérum de Marmorek. Globules rouges 4,116,000. Globules blancs 9,920. P. 63 pour 100. M. 37 pour 100.

Observation XXIII

Roland Bl..., 2 ans et demi. Entre le 27 juillet, à 7 heures du matin, au pavillon de la diphtérie.

Depuis six jours, l'enfant a de la fièvre, de l'agitation nocturne, et il a perdu l'appétit. Aucun trouble de la voix, pas de dyspnée. Il ne paraissait pas souffrir en avalant, cependant le médecin consulté a ordonné des badigeonnages de la gorge, puis il a conseillé d'amener l'enfant à l'hôpital.

Antécédents. — Aucune maladie antérieure. Une sœur qui est atteinte de scarlatine depuis 15 jours.

Le jour de l'arrivée à l'hôpital, la gorge est rouge ; sur les amygdales, exsudat grisâtre non adhérent, n'ayant pas l'apparence de fausses membranes diphtériques.

Ganglions sous-maxillaires un peu volumineux des deux côtés.

Rien au larynx, ni dans les poumons.

Sur la peau, éruption en voie d'effacement dont il est difficile de déterminer la nature, probablement reste de scarlatine.

État général très mauvais, enfant très pâle, amaigri. Traces d'albumine dans les urines.

On injecte immédiatement 20 centimètres cubes de sérum de Roux et l'on fait des ensemencements sur sérum.

28 *juillet.* — Les cultures n'ont donné que du streptocoque.

Lavage de la gorge à l'eau boriquée, insufflation de poudre de salol. Injections sous-cutanées de sérum artificiel.

Le gorge se débarrasse peu à peu, mais le 5 août, il reste encore un peu d'exsudat sur la partie interne des amygdales. On fait alors une injection de 20 centimètres cubes de sérum de Marmorek.

6 *août.* — État local à peu près identique.

7 *août.* — L'exsudat a augmenté. Il semble plus blanchâtre et plus adhérent que celui qui existait au début de la maladie. La luette est complètement engainée et on fait un second ensemencement sur sérum.

8 *août.* — On a trouvé dans les cultures de rares bacilles moyens. Par précaution on injecte encore 20 centimètres cubes de sérum de Roux.

Localement l'exsudat a augmenté d'étendue et d'épaisseur.

Sur la peau apparition d'une éruption formée de papules du volume d'un grain de chènevis, rouges, se décolorant à la pression. Pas de vésicules ni de pustules. Il est difficile de dire si cette éruption est due à la première injection de sérum de Roux faite il y a 12 jours, ou il s'agit d'une éruption symptomatique de l'infection streptococcique. Cependant l'éruption ne présente pas l'aspect clinique classique des éruptions de sérum.

L'injection de sérum de Marmorek a déterminé localement l'apparition d'un peu de rougeur le 6 août ; une légère induration sur une étendue large comme la paume de la main lui fait suite le 7 août pour disparaître complètement le 8 août.

9 *août.* — État général déplorable. T. 36°,8 dans le rectum. Convulsions.

11 *août.* — Mort à 7 heures du matin.

Traces d'albumine dans les urines pendant toute la durée de la maladie.

Autopsie le 12 août.

Pas de lésions pulmonaires.

Myocarde mou, très décoloré.

Dégénérescence graisseuse du foie très nette. Reins blancs ; petites hémorragies sous-capsulaires. Rate de consistance et de volume normaux. Cerveau normal, à part un peu de congestion vasculaire.

5 *août.* — Immédiatement avant l'injection de sérum de Marmorek. T. 37°,8. Globules rouges 3,844.000. Globules blancs 20,150.

5 *août,* 8 heures du soir. — Six heures après l'injection de sérum de Marmorek, T. 38°,6. Globules rouges 3,999,000. Globules blancs 12,710.

6 *août.* — 24 heures après l'injection de sérum de Marmorek. T. 39°. Glob. rouges 3,360,000. Globules blancs 14,880.

7 *août.* — 2 jours après l'injection. T. 38°,6. Globules rouges 3,627,000. Globules blancs 19,840.

8 *août.* — 3 jours après injection. T. 38°,4. Globules rouges 3,007,000. Globules blancs 15,190.

9 *août.* — 24 heures après une injection de 20 centimètres cubes de sérum de Roux. T. 36°,6. Globules rouges 3,856,000. Globules blancs 35,340.

EXPÉRIMENTATION

1° *Lapins*

Lapin n° 1. — Inoculé avec un demi-centimètre cube de bouillon de culture diphtérique vieille de 24 heures. Guérison spontanée sans sérum de Roux.

DATE	NUMÉRATIONS	G. R.	G. B.	POIDS
18 mai.	Avant toute inoculation.	6,293,000	5,270	2,715
20 —	3 heures après inoculation de diphtérie.	7,254,000	5,270	»
21 —	27 — après l'inoculation. . . .	6,076,000	6,820	2,690
22 —	48 — —	8,246,000	9,610	2,575
23 —	72 — —	6,975,000	7,750	2,720
24 —	4 jours —	6,820,000	4,960	2,775

Lapin n° 2. — Inoculation intraveineuse de 2 centimètres cubes de culture streptococcique en bouillon peptonisé ordinaire. Culture datant de 48 heures. Mort 1 mois après l'inoculation.

9 *juin.* — Avant toute inoculation.			H. 7,827,500.	L. 16,120.
9 *juin.* —	1 heure	après l'inoculation.	H. 5,313,000.	L. 12,710.
9 *juin.* —	4 heures	—	H. 4,978,600.	L. 3,410.
9 *juin.* —	6 heures	—	H. 3,751,000.	L. 8,060.
10 *juin.* —	16 heures	—	H. 5,121,200.	L. 10,540.
10 *juin.* —	19 heures	—	H. 5,189,000.	L. 17,980.
10 *juin.* —	21 heures	—	H. 6,251,400.	L. 18,600.
10 *juin.* —	31 heures	—	H. 5,127,000.	L. 22,630.
11 *juin.* —	3 jours	—	H. 4,829,000.	L. 21,390.
11 *juin.* —	3 jours et demi	—	H. 5,927,200.	L. 33,170.
13 *juin.* —	4 jours	—	H. 5,716,000.	L. 28,830.
14 *juin.* —	5 jours	—	H. 4,631,000.	L. 29,450.
15 *juin.* —	6 jours	—	H. 4,935,000.	L. 24,180.
16 *juin.* —	7 jours	—	H. 6,398,000.	L. 29,140.
17 *juin.* —	8 jours	—	H. 6,373,000.	L. 27,590.
18 *juin.* —	9 jours	—	H. 5,134,400.	L. 31,310.
23 *juin.* —	14 jours	—	H. 5,890,000.	L. 5,580.
24 *juin.* —	15 jours	—	H.	L. 16,120.

Lapin n° 4. — Inoculation intraveineuse d'un centimètre cube de bouillon de culture streptococcique vieille de 48 heures. 1 heure et demie plus tard injection intraveineuse de 4 centimètres cubes de sérum de Marmorek. Mort 11 heures après l'inoculation de culture virulente.

Le lapin est trouvé mort à 8 heures 30 du soir.

DATE	NUMÉRATIONS	G. R.	G. B.
22 octobre.	Avant toute inoculation.	3,900,000	4,650
23 —	1 heure 1/2 après l'inoculation . .	4,650,000	310
23 —	6 heures après le sérum. 7 heure 1/2 après l'inoculation.	4,240,000	930

Lapin n° 5. — Inoculation dans la veine marginale de l'oreille d'un centimètre cube de bouillon de culture streptococcique vieille de 48 heures. Mort 9 heures après l'inoculation.

DATE	NUMÉRATIONS	G. R.	G. B.
22 octobre.	Avant toute inoculation.	5,586,000	4,960
23 —	1 heure 1/2 après l'injection intraveineuse de streptocoques. . . .	5,053,000	5,270
23 —	6 heures après l'inoculation. . . .	4,302,000	3,410

Lapin n° 6. — Inoculation sous-cutanée d'une goutte de culture streptococcique diluée dans un centimètre cube de bouillon frais. La culture datait de 60 heures.

Une heure après l'inoculation virulente, injection sous-cutanée de 4 centimètres cubes de sérum de Marmorek.

25 *octobre.* — Avant toute inoculation : Poids 1,837 gr. H. 4,953,000. L. 9,300.

26 *octobre.* — Une heure après l'inoculation virulente. H. 4,619,000. L. 8,680.

26 *octobre.* — Une demi-heure après l'injection de sérum. H. 4,867,000. L. 21,080.

26 *octobre.* — 3 heures après le sérum. H. 3,949,400. L. 34,720.
26 *octobre.* — 7 heures — H. 4,500,000. L. 22,630.
27 *octobre.* — 20 heures — H. 4,950,000. L. 28,520.
28 *octobre.* — 2 jours — H. 4,023,800. L. 2,790.
Mort le 28 octobre, 56 heures après l'inoculation.

Lapin n° 7. — Lapin provenant de la même portée que le lapin 6, du même poids ; inoculé avec la même culture et dans les mêmes conditions que le lapin 6 (une goutte de culture streptococcique âgée de 60 heures). Mais ne reçoit aucune injection de sérum de Marmorek.

25 *octobre.* — Avant toute inoculation. H. 5,623,400. L. 6,200.
26 *octobre.* — 1 heure après l'inoculation. H. 5,034,400. L. 4,340.
26 *octobre.* — 6 heures — H. 5,449,800. L. 4,960.
26 *octobre.* — 9 heures — H. 5,040,600. L. 11,780.
26 *octobre.* — 12 heures — H. 5,146,000. L. 3,720.
Mort le 27 octobre, 26 heures après l'inoculation.

Lapin n° 8. — Injection sous-cutanée préventive, de 5 centimètres cubes de sérum de Marmorek. Deux jours après, inoculation avec une goutte de culture streptococcique vieille de trois jours. Mort 36 heures après l'inoculation.

DATE	NUMÉRATIONS	G. R.	G. B.
27 octobre.	Avant toute inoculation.	5,875,000	7,750
29 —	1/2 heure après l'injection de sérum.	5,781,000	7,440
30 —	30 heures —	5,000,000	10,230
31 —	2 jours —	5,000,000	10,850
31 —	1/2 heure après l'injection de culture streptococcique.	4,774,000	4,340
31 —	4 heures plus tard.	5,170,000	7,750
1er novemb.	18 — après l'inoculation streptococcique.	5,431,000	10,230

Le lapin est trouvé mort le 2 novembre à 6 heures du matin.

Lapin n° 9. — Inoculation sous-cutanée d'une goutte de culture streptococcique vieille de 3 jours (mêmes conditions que le lapin n° 8 mais sans injection préventive de sérum de Marmorek). Une heure après, injection sous-cutanée de 4 centimètres cubes de sérum de cheval stérilisé.

29 *octobre*. — Avant toute inoculation. H. 6,286,000. L. 8,680.

31 *octobre*. — Une heure après l'inoculation. H. 6,243,400. L. 7,130.

31 *octobre*. — 1 heure après l'injection de sérum. H. 5,790,800. L. 8,990.

1er *nov*. — 18 heures — H. 5,511,800. L. 620.

Mort le 1er novembre à 3 heures du soir, 22 heures après l'inoculation.

Un lapin témoin inoculé dans les mêmes conditions que les nos 8 et 9, mais auquel on n'a pas fait de prises de sang, ni aucun traitement, est mort 12 heures après l'inoculation.

Lapin n° 10. — Inoculation sous-cutanée d'une goutte de culture streptococcique vieille de 12 jours. Injection de 16 centimètres cubes de sérum antidiphtérique en 5 jours. Puis nouvelle inoculation sous-cutanée avec une goutte de culture vieille de 6 jours. Injection de 17 centimètres cubes de sérum de Roux en 2 jours. 22 jours plus tard, injection de 8 dixièmes de centimètre cube de culture vieille de 2 jours, et 6 heures après injection de 8 centimètres cubes de sérum de Roux. Mort 18 heures après la dernière inoculation.

DATE	NUMÉRATIONS	G. R.	G. B.
2 novembre	Avant toute inoculation.	5,165,000	11,160
3 —	1 heure après inoculation streptococcique .	5,059,000	5,890
	6 — — . . .		
	5 — l'injection de sérum antidiphtérique..	5,518,000	8,060
4 —	24 h. après l'inoculation streptococcique. .		13,950
5 —	24 — 4 nouveaux cc. de sér. de Roux.	4,222,000	10,230
6 —	— — — .	4,228,400	11,470
7 —	— — — .	4,172,600	12,090
8 —	— nouvelle inoculation de culture streptococcique	3,806,800	14,570
9 —	24 h. après injection de 8cc de s. de Roux.	4,337,000	14,880
10 —	— 9 — .	4,023,000	30,690
11 —	24 heures plus tard.	4,800,000	12,090
13 —	3 jours plus tard.	4,172,000	15,810
19 —	9 —	5,604,000	15,190
29 —	19 —	5,108,000	10,850
30 —	6 heures après une nouvelle inoculation de culture streptococcique. Immédiatement avant l'injection de 8cc de s. de Roux.	4,327,000	16,430

Trouvé mort le 1er décembre à 6 heures du matin.

Lapin n° 11. — Inoculation sous-cutanée d'une goutte de culture streptococcique vieille de 12 jours. Injection de 15 centimètres cubes de sérum de Marmorek en 5 jours. Puis nouvelle inoculation sous-cutanée avec une goutte de culture vieille de 6 jours. Injection de 13 centimètres cubes de sérum de Marmorek en 2 jours. 23 jours plus tard injection de 1 centimètre cube de culture vieille de 2 jours, et 5 heures après injection de 9 centimètres cubes de sérum de Marmorek. Mort 24 heures après la dernière inoculation. Survie de 6 heures sur le témoin.

DATE	NUMÉRATIONS	G. R.	G. B.
2 novemb.	Avant toute inoculation.	5,059,000	6,200
3 —	3/4 d'heure après inoculation streptococc.	4,712,000	2,790
3 —	1 heure 3/4 — . . . 1 heure après l'injection de sérum de Marmorek (4cc).	4,991,000	7,750
3 —	7 heures après l'injection de sérum de Marmorek.	»	5,890
4 —	24 heures après le s. de Marmorek. . .	5,121,000	9,300
5 —	24 heures après une nouvelle injection de 4cc de s. de Marmorek.	5,363,000	6,200
6 —	24 heures après une nouvelle injection de 4cc de s. de Marmorek.	«	6,820
7 —	24 heures après une nouvelle injection de 3cc de s. de Marmorek.	5,282,400	13,950
8 —	24 heures après une nouvelle injection de culture virulente streptococcique. . .	5,400,000	28,450
9 —	24 heures après une nouvelle injection de 5cc de s. de Marmorek.	4,600,000	3,100
10 —	24 heures après une nouvelle injection de 8cc de s. de Marmorek.	5,976,000	13,950
11 —	24 heures plus tard.	5,679,000	19,840
13 —	3 jours.	»	14,880
15 —	5 jours.	5,700,000	12,400
29 —	19 jours..	5,140,000	9,300
30 —	20 jours plus tard. 5 heures après nouvelle inoculation streptococcique.	5,369,000	29,140

Lapin n° 12. Témoin des n°s 10 et 11. — Inoculations dans les mêmes conditions (une goutte de culture vieille de 12 jours) ; 5 jours après, nouvelle inoculation avec une goutte de culture vieille de 6 jours. 22 jours plus tard, injection de 1 centimètre cube de culture vieille de 2 jours. Aucun traitement. Mort 18 heures après la dernière inoculation.

13 *novembre*. — L. 10,540.

29 *novembre*. — H. 6,559,000. L. 12,400.

30 *novembre*. — 10 heures après la dernière inoculation. H. 6,051,000. L. 14,570.

Lapin n° 13. — Inoculation sous-cutanée le 17 novembre avec cinq gouttes de culture streptococcique, vieille de 5 jours. Pas de traitement. Survie de

10 jours. Seconde inoculation avec 2 centimètres cubes de culture vieille de 3 jours. Mort 19 heures après la dernière inoculation.

DATE	NUMÉRATIONS	G. R.	G. B.	POIDS
16 novemb.	Avant toute inoculation. . . .	5,952,000	5,270	
17 —	6 heures après l'inoculation. . .	»	5,270	
18 —	24 — . .	6,125,000	4,960	2,000
19 —	2 — . .	5,740,900	8,680	1,940
20 —	3 — . .	6,076,000	9,920	
22 —	5 — . .	6,286,000	5,170	1,865
27 —	6 — . .	»	5,190	1,865
	Immédiatement avant la dernière inoculation.			
28 —	14 h. après la dernière inoculation	»	»	1,715

Pas d'examen du sang après la dernière inoculation.

Lapin nº 14. — Inoculé le 17 novembre dans les mêmes conditions que le lapin nº 13 (cinq gouttes de culture streptococcique vieille de 5 jours). Injection de 28 centimètres cubes de sérum de Marmorek en 10 jours. Seconde inoculation avec 2 centimètres cubes de culture vieille de 3 jours. Injection de 18 centimètres cubes de sérum de Marmorek en 2 jours. Guérison. Le témoin est mort après la seconde inoculation. Quatre mois plus tard, nouvelle injection de 2 centimètres cubes de bouillon de culture du même streptocoque conservé dans du bouillon ascite. La nouvelle culture datait de 48 heures.

17 *novembre.* — Avant toute inoculation. Poids 2kgr,110. H. 5,500,000. L. 8,000.

17 *novembre.* — 1 heure après l'inoculation. H. 5,431,000. L. 6,200.

17 *novembre.* — 4 heures après l'injection de 9 centimètres cubes de sérum de Marmorek. L. 13,020.

18 *novembre.* — 24 heures après l'injection de 9 centimètres cubes de sérum de Marmorek. H. 5,766,000. L. 24,180.

19 *novembre.* — 24 heures après une nouvelle injection de 5 centimètres cubes de sérum de Marmorek. H. 5,133,000. L. 28,830.

20 *novembre.* — 24 heures après une nouvelle injection de 5 centimètres cubes de sérum de Marmorek. H. 5,010,000. L. 9,920.

22 *novembre.* — H. 5,325,000. L. 10,540. Poids 1kgr,905.

23 *novembre.* — 24 heures après une nouvelle injection de 9 centimètres cubes de sérum de Marmorek. L. 8,000. Poids 1kgr,870.

27 *novembre.* — L. 4,340. Poids 1kgr,915.

28 *novembre.* — 24 heures après la seconde inoculation virulente. 20 h. après une injection de 9 centimètres cubes de sérum de Marmorek, L. 8,370. Poids 1kgr,830.

29 *novembre.* — 24 heures après une nouvelle injection de 9 centimètres cubes de sérum de Marmorek. L. 6,200. Poids 1kgr,850.

30 *novembre.* — H. 4,718,000. L. 11,470. Poids 1kgr,795.

1er *décembre.* — H. 4,197,000. L. 11,780. Poids 1kgr,895.

2 *décembre.* — H. 4,526,000. L. 20,770. (Diarrhée). Poids 1kgr,835.

6 *décembre.* — H. 4,817,000. L. 9,530. Poids 1kgr,820.

16 *décembre.* — H. 4,371,000. L. 6,510. Poids 2kgr,008.

31 *mars* 1899. — Immédiatement avant une nouvelle inoculation de 2 centimètres cubes de bouillon de culture de streptocoque. L. 8,680.

31 *mars.* — 4 heures après l'inoculation. L. 8,680.

1er *avril.* — 24 heures après l'inoculation ; 5 minutes avant l'injection de 5 centimètres cubes de sérum de Marmorek. L. 12,400.

1er *avril.* — 1 heure et demie après le sérum de Marmorek. L. 34,410.

2 *avril.* — 24 heures après le sérum de Marmorek, immédiatement avant une nouvelle injection de 5 centimètres cubes de sérum de Marmorek. L. 57,000.

2 *avril.* — 35 minutes après la deuxième injection de sérum de Marmorek. L. 32,240.

3 *avril.* — L. 12,100. L'injection de 5 centimètres cubes de sérum de Marmorek modifie à peine le nombre des leucocytes qui monte seulement à 13,640.

Le lapin témoin meurt le 6 avril. L'autopsie permet de constater la présence de deux abcès périarticulaires contenant du pus crémeux dans lequel les streptocoques abondent.

11 *avril.* — Le lapin nº 14 meurt à 10 heures du matin.

Lapin nº 15. — Inoculation sous-cutanée de 4 centimètres cubes de bouillon de culture streptococcique datant de 48 heures. Aucun traitement. Mort 5 jours après l'inoculation.

19 *mars.* — Immédiatement avant l'inoculation. L. 5,890.

20 *mars.* — 24 heures après l'inoculation. L. 2,520.

21 *mars.* — 48 heures après l'inoculation. L. 17,000.

Lapin nº 17. — Injection sous-cutanée de 1 centimètre cube de bouillon d'une culture de streptocoque (1) datant de 48 heures. 20 heures plus tard

(1) Ce streptocoque est le même que celui qui a été inoculé au lapin nº 15. Il nous a été obligeamment fourni par notre collègue Ferrand et provenait d'abcès sous-cutanés multiples, observés chez un nourrisson.

injection sous-cutanée de 5 centimètres cubes de sérum de Marmorek. Guérison. Le lapin témoin a guéri également.

20 *mars* 1899. — Avant toute inoculation. L. 11,780.

20 *mars*. — 11 heures après l'inoculation de 1 centimètre cube de streptocoque. L. 17,670.

21 *mars*. — 20 heures après l'inoculation. L. 19,840.

21 *mars*. — 45 minutes après l'examen précédent, et 40 minutes après l'injection de 5 centimètres cubes de sérum de Marmorek. L. 26,040.

21 *mars*. — 8 heures après le sérum de Marmorek. L. 7,130.

Lapin n° 19. — Injection sous-cutanée de 5 centimètres cubes de sérum de Roux.

22 *mars*. — Immédiatement avant l'injection. L. 3,410.

22 *mars*. — 1 heure après l'injection. L. 3,720.

Lapin 20. — Injection sous-cutanée de 4 centimètres cubes de sérum de Roux.

24 *mars*. — Immédiatement avant l'injection. L. 6,200. H. 6,587,000.

24 *mars*. — 40 minutes après l'injection. L. 3,720.

24 *mars*. — 4 heures après l'injection. L. 8,990.

25 *mars*. — 24 heures après l'injection. L. 10,540.

Lapin 21. — Injection sous-cutanée de 4 centimètres cubes de sérum de Roux.

24 *mars*. — Immédiatement avant l'injection. L. 5,270.

24 *mars*. — 2 heures après l'injection. L. 4,340.

25 *mars*. — 24 heures — L. 7,440.

Lapin n° 22. — Le 4 avril 1899, injection sous-cutanée de 2 centimètres cubes de bouillon de culture diphtérique. 7 heures après, injection sous-cutanée de 5 centimètres cubes de sérum de Roux. Guérison. Le lapin témoin est mort 3 jours après l'inoculation.

4 *avril*. — Avant toute injection. L. 5,270.

4 *avril*. — 7 heures après l'inoculation. L. 5,270.

4 *avril*. — 35 minutes après l'injection de sérum. L. 8,060.

5 *avril*. — 24 heures après l'injection de sérum. L. 9,920. Lapin témoin : 4,650.

6 *avril*. — L. 12,090.

7 *avril*. — L. 12,400.

2° *Cobayes*.

Cobaye 1. — Poids 540 grammes. Immunisé par une injection de sérum de Roux (2 centimètres cubes), puis inoculé avec 1 centimètre cube de bouillon de culture diphtérique. Culture datant de 24 heures.

DATE	NUMÉRATIONS	G. R.	G. B.	MONO.	POLY.	POIDS
						gr.
16 mai.	Avant toute injection.	7,919,000	7,440	»	»	735
16 mai.	5 heures et demie après injection de sérum, immédiatement avant inoculation de culture virulente. . . .	7,409,000	8,060	22	78	735
17 mai.	24 heures après inoculation de culture diphtérique.	6,913,000	5,580	»	»	715

L'animal a survécu.

Cobaye 2. — Poids 515 grammes. Animal témoin du cobaye n° 1. Inoculé comme lui avec 1 centimètre cube de culture diphtérique de 24 heures. Mort en 36 heures.

16 *mai*. — Avant toute inoculation. H. 6,541,000. L. 7,130.

17 *mai*. — 24 heures après l'inoculation. H. 7,725,200. L. 27,590.

Autopsie. — Œdème considérable au niveau de l'injection.

Cobaye 3. — Inoculé le 20 mai avec un demi-centimètre cube de culture diphtérique datant de 14 heures.

Injection de 4 centimètres cubes de sérum de Roux 24 heures plus tard. Guérison.

20 *mai*. — Avant toute inoculation. H. 9,000,000. L. 12,710. Poids 985 grammes.

21 *mai*. — 24 heures après l'inoculation. H. 6,311,000. L. 32,860. Poids 960 grammes.

22 *mai*. — 48 heures après l'inoculation, 24 heures après le sérum. H. 6,925,000. L. 49,600. Poids 930 grammes.

23 *mai*. — H. 7,936,000. L. 25,110. Poids 890 grammes.

24 *mai*. — H. 6,724,000. L. 13,640. Poids 865 grammes.

Cobaye 5. Témoin du n° 7. — Injecté le 11 décembre 1898, à midi, avec un centimètre cube de bouillon d'une culture de bacille diphtérique datant de trois jours. Injection sous la peau de la face interne de la cuisse.

DATE	NUMÉRATIONS	G. R.	G. B.	POIDS
»	Avant toute injection.	5,728,000	7,440	555
11 décembre.	2 heures 15 après l'inoculation. .	5,443,000	17,360	560
12 —	24 heures après l'inoculation . .	5,617,000	15,500	552
13 —	48 heures après l'inoculation.. .	5,313,400	12,400	560

14 *décembre*. — Mort à 8 heures du matin, 68 heures après l'inoculation.

Cobaye 7. — Inoculé le 11 décembre à midi, avec un centimètre cube de bouillon de culture diphtérique. Culture datant de trois jours. Inoculation sous la peau de la face interne de la cuisse. 5 heures après injection de 4 centimètres cubes de sérum de Roux sous la peau de la cuisse opposée. Guérison.

DATE	NUMÉRATIONS	G. R.	G, B.
»	Avant toute inoculation.	6,603,000	11,160
11 décemb.	4 heures 1/2 après l'inoculation. .	5,635,000	12,710
11 —	5 h. 1/2 après 4cc sérum de Roux.	5,334,000	14,260
12 —	24 heures après le sérum. . . .	4,972,000	15,190
14 —	3 jours —	4,935,000	11,470
15 —	. . . .	4,364,000	12,090
17 —	. . . .	5,350,600	8,370

CONCLUSIONS

A. — GLOBULES ROUGES

1° La diphtérie modifie peu le nombre des globules rouges; il est tantôt diminué, tantôt augmenté sans qu'on puisse établir de relations précises entre le nombre des hématies et la gravité de la maladie.

Les injections de sérum de Roux sont suivies d'une hyperglobulie passagère, puis le chiffre des hématies retombe au même niveau qu'avant le sérum.

La serothérapie paraît diminuer l'intensité et la durée des altérations globulaires qui peuvent se produire au cours de la diphtérie.

2° La streptococcie d'intensité moyenne ou grave provoque un abaissement notable du nombre des hématies. Les injections de sérum atténuent ou font cesser cette déglobulisation.

3° Les sérums de Roux et de Marmorek ne paraissent avoir aucune action nuisible sur les globules rouges.

B. — GLOBULES BLANCS

1° La diphtérie s'accompagne d'une façon presque constante d'hyperleucocytose ; les cas très bénins et peut-être les cas très graves peuvent faire exception à cette règle. L'hyperleucocytose se maintient jusqu'à la mort, lorsqu'elle survient; elle diminue progressivement, avec quelques oscillations pendant la convalescence.

2° En clinique, la streptococcie s'accompagne généralement d'une hyperleucocytose notable.

Expérimentalement : les infections streptococciques suraiguës s'accompagnent d'hypoleucocytose persistant jusqu'à la mort. Les infections lentes produisent une hypoleucocytose passagère remplacée ensuite par une phase d'hyperleucocytose. Dans les dernières heures qui précèdent la mort, l'hypoleucocytose peut apparaître de nouveau.

3° Les injections de sérum de Roux et de sérum de Marmorek produisent généralement une chute rapide du chiffre des leucocytes, suivie, après un temps variable, d'une hyperleucocytose qui n'atteint pas ordinairement le niveau primitif.

Mais cela n'est vrai que si le malade présente au moment du traitement une hyperleucocytose notable ; lorsqu'au contraire il est en état de leucocytose moyenne ou d'hypoleucocytose, le sérum peut, ou bien ne pas modifier, ou bien augmenter notablement le nombre des leucocytes.

Dans certains cas l'injection de sérum ne modifie pas la leucocytose parce que la dose a été insuffisante ; une seconde injection est alors nécessaire pour produire une diminution nette du chiffre des leucocytes.

Pendant la convalescence, chez les sujets traités par le sérum, l'hyperleucocytose persiste, avec des oscillations plus ou moins étendues, puis le retour à la normale s'effectue dans un temps variable.

Les éruptions de sérum s'accompagnent d'une hyperleucocytose prononcée.

4° Cette action complexe des sérums sur les leucocytes peut s'interpréter : 1° par la neutralisation de tout ou partie des toxines ; 2° par les modifications qu'imprime à la phagocytose cette destruction des toxines.

5° Les modifications passagères de la leucocytose consécutives aux injections de sérum ne fournissent aucune indication nette pour le pronostic, elles peuvent éclairer le diagnostic et fournir des renseignements sur la valeur thérapeutique du sérum injecté.

BIBLIOGRAPHIE

Bouchut. — De la leucocythémie aiguë dans la résorption diphtérique. *Gaz. Méd. de Paris*, 1868, n° 25.

Tommasi et Hueter. — Ueber Diphteritis. *Centralbl. für die med. Wissenschaften*, 1868, p. 531 et 547.

Hueter (C.). — Pilzporen in den Geweben und in Blut bei Gangrœna diphterica, *Centralbl. f. die med. Wissenschaften*, 1868, p. 177.

Labadie-Lagrave et Bouchut. — *Comptes rendus de l'Acad. des Sc.*, 1872.

Bonne. — Variations du nombre des globules blancs du sang dans quelques maladies. *Thèse*, Paris, 1875.

Bouchut. — De la leucocytose aiguë et de la numération des globules du sang dans la diphtérie. *Gaz. des Hôp.*, 1877.

Cuffer. — *Revue mensuelle de Médecine et de Chirurgie*, 10 juillet 1878, p. 531.

Bouchut et Dubrisay. — De la numération des globules du sang à l'état normal et à l'état pathologique chez les adultes et chez les enfants. *Gaz. Méd.*, juin 1878.

Bouchut. — *Gaz. des Hôp.*, 23 février 1879.

Sanné. — In *Dict. Ency. des Sc. Méd.*, art. Diphtérie, 1884.

Halla. — *Zeitschr. f. Heilkunde*, vol. IV, p. 198, 1883.

A. Gilbert et G. Lion. — Hématologie clinique. In *Arch. gén. de Méd.*, nov. et déc. 1884.

Binault. — *Thèse*, Paris, 1885.

P. Spilmann et Ganzinotty, art. Erysipèle, D. D., 1887.

V. Limbeck. — Klinische und Experimentalles über die entzündliche Leucocytose. Prag., 1889.

Pee. — Untersuchung v. Leukocytose, Berlin, 1890.

Rieder. — Beit. z. Kennt. d. Leukocytose. Leipz., 1892.

Reivert. — D. Zählung d. Blut. Korp.

V. Limbeck. — Grundriss ein Klin. Path. d. Blutes, etc. Iéna, 1892.

Felœnthal. — *Arch. f. Kinderhlkde*, vol. XV, p. 78, 1893.

Werigo. — Les globules blancs comme protecteurs du sang. *Ann. Pasteur*, 1892.

LÖWIT. — Studien ü Phys. u. Path. d. blut. u. Lymph. Iéna, 1892.

CL. EVÉRARD, J. DEMOOR et MASSART. — Sur les modifications des leucocytes dans l'infection et dans l'immunisation. *Annales de l'Institut Pasteur*, n° 2, 1893.

GANDOBIN. — Ueber die Morphologie und Pathologie des Blutes bei Kindern. *Jahrb. f. Kinderheilh*, t. XXXV, 1893, p. 187.

CABOT. — Le diagnostic et le pronostic de la leucocytose. *Boston med. Journ.* 22 mars 1894.

CHARRIN et ROGER. — Action du sérum antidiphtérique sur la nutrition. *Soc. méd. des hôp.*, 14 décembre 1894.

GOLDSCHEIDER et JACOB. — Nouvelles communications sur la question des leucocytes. *Arch. fur. Physiol.*, p. 184, 1894.

— *Zeitschr. f. Klin. med.*, XXV, p. 313.

TSCHISTOWITCH. — De la leucocytose. *Cent. f. med. Wiss.*, 7 avril 1894.

CHATENAY. — Les réactions leucocytaires vis-à-vis de certaines toxines. *Thèse*, Paris, 1894.

DENYS et HAVET. — Sur la part des leucocytes dans le pouvoir bactéricide du sang de chien (La Cellule, X, 1).

— Du rapport entre le pouvoir bactéricide du sang du chien et sa richesse en leucocytes. *Ibid.*

GABRITCHEWSKY. — Leucocytose dans la diphtérie. *Ann. de l'Institut Pasteur*, 1894.

HOLTZMANN. — Contribution à l'étude de la leucocytose. *Arch. des sc. biol. de Saint-Pétersbourg*, II, p. 533, 1894.

G. SCHULZ. — Experimentelle 'untersuchunger über das Vorkommen und die diagnostische Beduntung der Leucocytose. *Deutsch. Arch. f. Klin. med.*, Bd II.

LOWETT MORSE. — Boston City Hospital. *Med. Surg. Report.*, 1895.

EWING. — *New-York Med. Journal*, août 1895.

J.-K. SEMAKINE. — Sur la distribution irrégulière des globules blancs dans les vaisseaux sanguins. *Thèse*, Saint-Pétersbourg, 1895.

ARLOING. — Action du sérum sanguin ordinaire et antidiphtérique sur l'organisme sain, apprécié par le développement des individus et leur accroissement des poid. *Lyon méd.*, 2 juin 1895.

— Sur quelques effets non mentionnés par Roux des injections de toxine diphtérique sur le cheval. *Lyon méd.*, 19 mai 1895.

VARIOT et COCHINAL. — Sur les modifications de la sécrétion urinaire consécutives aux injections de sérum antidiphtérique. *Journal de clinique et de thérapeutique infantiles*, 9 mai 1895.

A. DESGREZ. — De l'influence des sérums sur les variations de quelques éléments urinaires. *Thèse*, Paris, 1895.

CHAPIN. — Quelques observations sur les effets des injections de sérum du cheval. *Med. Record*, 23 novembre 1895.

LOWETT MORSE. — Étude clinique et expérimentale de la leucocytose dans la diphtérie. *Boston Med. Journal,* 7 mars 1895.

AUSSET. — Les sérums antitoxiques. *Gaz. hebd.* Paris, 29 juin 1895.

J. BORDET. — Les leucocytes et les propriétés actives du sérum chez les vaccinés. *Annales Institut Pasteur*, n° 6, p. 462, juin 1895.

W. TSCHISTOWITSCH. — Zur Frage über die Leucolyse, 1895.

BORDET. — Leucocytes et sérum des vaccinés. *Annales Institut Pasteur,* 1895.

MARMOREK. — Streptocoque et sérum antistreptococcique. *Annales Institut Pasteur,* 1895, p. 612.

GRAWITZ. — Discussion du Congrès de médecine interne de Munich. *Berlin Klin. Woch.*, n° 14, p. 113, 1er avril 1895.

MYA. — Action physiologique du sérum diphtérique. *Lo Sperimentale,* 11 avril 1895.

C. ZENONI. — Sur l'origine des globules blancs. *Arch. Ital. de Biol.*, XXII, p. 136.

CLAISSE. — Modification de la leucocytose dans les injections salines massives. *Soc. de Biol.,* 18 juillet 1896.

MAUREL. — Mode d'action du sérum antidiphtérique. Congrès français de méd., *Bull. méd.,* 15 août 1896.

BESREDKA. — État actuel de la question de la leucocytose. *Ann. Ins. Pasteur*, XI, p. 726, 1897.

A. TRAMBUSTI. — Ricerche citologische sul midolla della ossa nella difterite contributo alla studio della fisiopatologia cellulare. Broch. in-8 de 23 p., Florence, 1896.

CHARRIN. — La moelle osseuse et l'infection. *Soc. de Biol.*, 12 décembre 1896.

POIX. — Recherches critiques et expérimentales sur le sérum antidiphtérique. *Thèse,* Paris, 1896.

— De l'hyperazoturie consécutive aux injections de sérum antidiphtérique et de sérum de cheval non immunisé. *Soc. de Biol.*, 13 juin 1896.

LECLAIRCHE. — Épreuve de la toxicité des sérums par l'injection souscutanée. *Soc. de Biol.*, 25 juillet 1896.

DELGRANGE. — Essai d'étude comparée sur les sérums, *Thèse,* Paris, 1896.

WEISS. — Action des injections de sérum sanguin dans le sang. *Arch. f. ges. Phys.*, LXV, p. 215, 1896.

WELLS. — Leucocytose et immunité, analyse critique de la théorie de la thérapie par la nucléine. *Med. News.*, 17 octobre 1896.

WILKINSON. — Action des médicaments sur les leucocytes du sang. *Brit. Med. j.*, 26 septembre 1896.

ENGEL. — *Berlin. Klin. Woch.*, n° 28, 1896.

STIENON. — *Ann. de la Soc. royale,* Bruxelles, 1896.

SCHLESINGER. — *Arch fur Kinderkeilkunde*, 1896, Bd. XIX.

BILLINGS. — The Blood corpuscules in diphteria, the effect produced upon them by the antitoxin of diphteria. *Med. Record,* 25 avril 1896.

ASCOLI. — Sull' iperleucocitosi digestiva. *Policlinica,* 1896.

A. CLAISSE. — Modifications de la leucocytose dans les infections par les injections salines massives. *Soc. de biol.*, 18 juillet 1896, p. 807.

R. WINTERNITZ. — *Arch. fur exp. Path. und Pharma.,* XXXVI, p. 212. Recherches sur les rapports qui existent entre les irritations locales et la leucocytose. Anal. *in* Hayem, XLVII, p. 460.

ARLOING. — Toxicité comparée du sérum normal et antidiphtérique. *Lyon méd.*, 4 avril 1897.

ROGER et JOSUÉ. — Action de la toxine et de l'antitoxine diphtériques sur la moelle osseuse. *Soc. de biol.*, 1897, p. 14.

— — Influence des injections sous cutanées de sérum normal et thérapeutique sur la moelle osseuse. *Id.*, p. 363.

COURMONT. — Sur le sérum de Marmorek et la pluralité des streptocoques. *Lyon méd.*, 5 septembre 1897.

DENYS. — Résultats de la sérothérapie antistreptococcique. *Mod. mod.*, 8 septembre 1897.

MAC-GREGOR. — Sérum antistreptococcique dans l'injection septique. *Brit. méd. j.*, 25 septembre 1897.

VAN DE VELDE. — De la nécessité d'un sérum antistreptococcique polyvalent pour combattre les streptococcies chez le lapin. *Arch. de med. Exp.*, 1897, p. 835.

COURMONT. — Nouvelles expériences démontrant que le sérum de Marmorek n'immunise pas le lapin contre le streptocoque de l'érysipèle. *Soc. de biol.*, 11 déc. 1897,

THOMAS. — Le sérum antistreptococcique. *J. amer. med. ass.,* 18 décembre 1897.

DESSE. — La sérothérapie antistreptococcique. *Thèse,* Lyon, 1897.

BORDET. — Étude du sérum antistreptococcique. *Ann. Inst. Pasteur*, XI, p. 177, 1897.

MÉRY et LORRAIN. — Streptocoque et sérum de Marmorek. *Soc. de biol.,* 20 février 1897.

— *Soc. de biol.,* 20 février 1897, p. 199.

C.-S. ENGEL. — Ueber Verschiedene Fermen der Leucocytose bei Kindem. *Berlin. Klin. Woch.,* p. 705, 9 août 1897.

— Hematologischer Beitrag. zur Prognose der Diphteria. *Deustche med. Woch.,* p. 118 et 137, février 1897.

ROGER et JOSUÉ. — Influence des injections sous-cutanées de sérum normal et thérapeutique snr la moelle osseuse. *Soc. de biol.,* 10 avril 1897.

— Action de la toxine et de l'antitoxine diphtériques sur la moelle osseuse. *Soc. de biol.,* 9 janvier 1897.

Nicolas et P. Courmont. — Sur la leucocytose dans l'intoxication et l'immunisation diphtériques expérimentales. *Soc. de biol.*, 29 mai 1897.

Courmont. — Le sérum de Marmorek n'immunise pas le lapin contre le streptocoque de l'érysipèle. *Lyon méd.*, 25 avril 1897.

Vincent. — *Annales Institut Pasteur*, 1897, p. 900.

Muir. — Nature et valeur de la leucocytose. *Brit. med. J.*, 3 septembre 1898.

Jolly. — Sur la proportion des différentes variétés de globules blancs dans le sang normal de l'homme. *Soc. de biol.*, 23 octobre 1897.

Cobbett (Louis). — Sérum antistreptococcique. *Lancet*, 9 avril 1898, p. 986.

Lœwy et Richter. — Zur Biologie der Leukocyten. *Arch. f. path. anat.*, *CLI*, 2. Analy. in Hayem, LII, p. 480, 1898.

Meunier (H.). — De la leucocytose dans la coqueluche. *Arch. de méd. des enfants*, 1898.

Desse. — La sérothérapie antistreptococcique. *Thèse*, Lyon, 1897-98.

Courmont. — Sur le sérum de Marmorek. *Soc. de biol.*, 5 mars 1898.

Corbett. — Sérum antistreptococcique. *Lancet*, 9 avril 1898.

Queirel. — La valeur du sérum antistreptococcique. *Ann. de gyn.*, juin 1898.

Debersaques. — De la sérothérapie dans les injections streptococciques. *Ann. soc. belg. chir.*, 15 juillet 1898.

Courmont. — Le sérum antistreptococcique, état actuel de la question d'après des expériences personnelles. *Province médicale*, 9 juillet 1898.

Marchand (L.). — Phagocytose des streptocoques. *Arch. méd. expér.*, 1898, n° 2, p. 290.

Smaniotto Ettore. — *Gazetta Degli Ospedali*, 20 février 1898.

Mota Coco. — Contribution à l'étude de l'hyperleucocytose dans l'infection pneumonique expérimentale. *Centralb. f. Balat.*, Band 24, n° 13.

Martin et Cherry. — Nature de l'antagonisme entre les toxines et les antitoxines. *Brit. med. Journ.*, 15 octobre 1898.

Bezançon et Labbé. — Effets comparés de l'action sur les ganglions du bacille et de la toxine diphtérique. *Soc. de biol.*, 7 mai 1898.

Nicolas et P. Courmont. — A propos de la leucocytose dans la diphtérie. *Arch. de méd. expér.*, X, p. 592.

Walsh. — La diphtérie. *New-York. Med. J.*, 18 juin 1898.

Garet. — La morphologie du sang dans la diphtérie sous l'influence de la sérothérapie. *Thèse*, Saint-Pétersbourg, 1898.

Stienon. — Leucocytose dans les maladies infectieuses. *Ann. de la Société royale des sciences médicales de Bruxelles*, IV, 1898.

Besredka. — Du pouvoir bactéricide des leucocytes. *Ann. Institut Pasteur*, 1898.

— Immunité vis-à-vis des composés arsénicaux. *Ann. Institut Pasteur*, 1899.

Leredde et Lœper. — L'équilibre leucocytaire. *Presse médicale*, 25 mars 1899.

TABLE DES MATIERES

Chartres. — Imprimerie DURAND, rue Fulbert.

CHARTRES. — IMPRIMERIE DURAND, RUE FULBERT

www.ingramcontent.com/pod-product-compliance
Ingram Content Group UK Ltd.
Pitfield, Milton Keynes, MK11 3LW, UK
UKHW020348230726
13925UKWH00003B/1025

9 782014 098259